临床中医内科疾病诊治与康复

编著 潘爱民 沙莎 张军 李红星
丁瑞丛 刘霞 孙业青

吉林科学技术出版社

图书在版编目（CIP）数据

临床中医内科疾病诊治与康复 / 潘爱民等编著. —
长春：吉林科学技术出版社，2023.3
ISBN 978-7-5744-0260-7

Ⅰ.①临… Ⅱ.①潘… Ⅲ.①中医内科－疾病－诊疗
②中医内科－疾病－中医学－康复医学 Ⅳ.①R25

中国国家版本馆CIP数据核字（2023）第063890号

临床中医内科疾病诊治与康复

编　　著　潘爱民等
出 版 人　宛　霞
责任编辑　史明忠
封面设计　济南睿诚文化发展有限公司
制　　版　济南睿诚文化发展有限公司
幅面尺寸　170mm×240mm
开　　本　16
字　　数　200 千字
印　　张　11.625
印　　数　1-1500 册
版　　次　2023年3月第1版
印　　次　2024年1月第1次印刷

出　　版　吉林科学技术出版社
发　　行　吉林科学技术出版社
地　　址　长春市南关区福祉大路5788号出版大厦A座
邮　　编　130118
发行部电话/传真　0431-81629529　81629530　81629531
81629532　81629533　81629534
储运部电话　0431-86059116
编辑部电话　0431-81629510
印　　刷　廊坊市印艺阁数字科技有限公司

书　　号　ISBN 978-7-5744-0260-7
定　　价　128.00 元

编委会

主　编

潘爱民　沙　莎　张　军　李红星

丁瑞丛　刘　霞　孙业青

副主编

卜庆丰　王安波　贾景菊　王　权

冯瑞英　付　琳

编　委（按姓氏笔画排序）

丁瑞丛（河南中医药大学第二临床医学院）

卜庆丰（泰安市中医医院）

王　权（河南中医药大学）

王安波（惠民县魏集镇卫生院）

付　琳（寿光市中医医院）

冯瑞英（河北省武安市第一人民医院）

刘　霞（威海市中心医院）

孙业青（潍坊鸢都医院）

李红星（济宁市中西医结合医院）

沙　莎（曹县县立医院）

张　军（枣庄市山亭区妇幼保健院）

贾景菊（聊城市阳谷县张秋中心卫生院）

唐宽裕（临沂市人民医院）

潘爱民（东明县人民医院）

Foreword 前言

中医学是中华民族在数千年的生产、生活实践，以及和疾病的斗争过程中逐步形成并不断发展的一门科学，为中华民族的繁衍昌盛做出了不可磨灭的贡献，也对世界医学科学的进步起到了积极影响，是人类共同的财富。随着社会的发展，中医对疾病病因病机的认识已日益明确和深化，对疾病的诊断、辨证分型更加规范，在防病治病方法上也有了许多创新，这就需要广大的中医临床工作者不断更新知识，提升专业水平。为了顺应中医事业不断发展的趋势，帮助临床医师跟上时代发展的步伐，我们特邀请中医领域的专家编写了《临床中医内科疾病诊治与康复》一书。

本书首先介绍了中医基础学说；然后系统地介绍了心脑系常见病证、肺系常见病证、脾胃系常见病证等中医科常见病证的病因病机、辨证分型、治则治法等内容；最后叙述了常见疾病的康复治疗。本书主要涉及中医基础理论、技能与临床内科常见病的中医诊疗方法，在编写过程中参阅了大量资料文献，充分体现了中医治疗疾病的优势，在论述疾病病因病机时注重理论性，在临床表现、诊断及辨证论治等方面突出实用性和操作性，层次清晰、简明扼要、重点突出，是集科学性与可读性于一体的中医学参考书。本书可作为中医临床医师及中医药学生的参考用书。

由于本书编者较多，编写风格不尽相同，加之编写时间仓促，书中存在的疏漏与不当之处，希望广大读者见谅，并提出意见和建议，以便后期修正。

《临床中医内科疾病诊治与康复》编委会

2023年2月

Contents

目录

第一章 中医基础学说

第一节 阴阳学说

阴阳学说是中国古代朴素的对立统一理论，它认为阴和阳是两个对立统一的方面，贯穿于一切事物之中，是一切事物运动和发展变化的根源及规律。

阴阳是宇宙中相互关联的事物或现象对立双方属性的概括。凡是运动的、外向的、上升的、温热的、无形的、明亮的、兴奋的都属于阳。相对静止的、内守的、下降的、寒冷的、有形的、晦暗的、抑制的都属于阴。

一方面阴阳双方是通过比较而分阴阳，如 60 ℃的水，同 10 ℃的水相比，当属阳，但同 100 ℃的水相比则属阴，因此，单一事物就无法定阴阳；另一方面，阴阳之中复有阴阳，如昼为阳，夜属阴，而白天的上午属阳中之阳，下午则属阳中之阴，黑夜的前半夜为阴中之阴，后半夜为阴中之阳。但是必须注意任何事物都不能随意分阴阳，不能说寒属阳、热属阴，也不能说女属阳、男属阴，必须按照阴和阳所特有的属性来一分为二才是阴阳。

阴阳学说的基本内容概括为以下五个方面。

一、阴阳交感

阴阳交感是指阴阳二气在运动中互相感应而交合的过程，阴阳交感是万物化生的根本条件。在自然界，天之阳气下降，地之阴气上升，阴阳二气交感，形成云、雾、雷、电、雨、露，生命得以诞生，从而化生出万物。在人类，男女媾精，新的生命个体诞生，人类得以繁衍。如果阴阳二气在运动中不能交合感应，新事物和新个体就不会产生。

二、阴阳对立制约

对立即相反，如上与下，动与静，水与火，寒与热等。阴阳相反导致阴阳相互制约。如温热可以驱散寒气，冰冷可以降低高温，水可以灭火，火可以使水沸腾化气等，温热与火属阳，寒冷与水属阴，这就是阴阳对立相互制约。阴阳双方制约的结果，使事物取得了动态平衡。

三、阴阳互根互用

阴阳互根是指一切事物或现象中相互对立着的阴阳两个方面，具有相互依存、互为根本的关系，即阴和阳任何一方都不能脱离另一方而单独存在。每一方都以相对的另一方的存在为自己存在的前提和条件；如热为阳，寒为阴，没有热也就无所谓寒，没有寒也就无所谓热。阴阳互用是指阴阳双方不断地资生，促进和助长对方；如藏于体内的阴精，不断地化生为阳气，保卫于体表的阳气，使阴精得以固守于内，即阴气在内，是阳气的根本，阳气在外是阴精所化生的。

四、阴阳消长平衡

阴阳消长平衡是指对立互根的双方始终处于一定限度内的，在彼此互为盛衰的运动变化之中，致阴消阳长或阳消阴长等。包括以下四种类型。

（一）此长彼消

这是制约较强造成的，如热盛伤阴，寒盛伤阳皆属此类。

（二）此消彼长

这是制约不及所造成的，如阴虚火旺，阳虚阴盛皆属此类。

（三）此长彼亦长

这是阴阳互根互用得当的结果。如补气以生血，补血以养气。

（四）此消彼亦消

这是阴阳互根互用不及所造成的，如气虚引起血虚，血虚必然气虚，阳损及阴，阴损及阳等。

阴阳平衡，指对立互根的阴阳双方，总是在一定限度内、在一定条件下维持着相对的动态平衡。

五、阴阳相互转化

阴阳相互转化指对立互根阴阳双方在一定条件下可以各自向其相反的方面发生转化。即阳可转为阴，阴可转为阳，气血转化，气精转化，寒热转化等，一般都产生于事物发展变化的"物极"阶段，即所谓"物极必反"。阴阳消长是一个量变的过程，而阴阳转化是在量变基础上的质变。

第二节　五行学说

五行学说也属古代哲学范畴，是以木、火、土、金、水五种物质的特性及其"相生"和"相克"规律来认识世界，解释世界和探求宇宙规律的一种世界观和方法论。所谓五行是指木、火、土、金、水五种物质及其运动变化。

一、五行特性

(一)木的特性

"木曰曲直"，"曲"屈也，"直"伸也。曲直即是指树木的枝条具有生长柔和，能曲又能直的特性。因而引申为凡具有生长、升发、条达、舒畅等性质或作用的事物，均归属于木。

(二)火的特性

"火曰炎上"，"炎"是焚烧、热烈之义，"上"是上升。"炎上"是指火具有温热上升的特性。因而引申为凡具有温热、向上等特性或作用的事物，均归属于火。

(三)土的特性

"土爰稼穑"，"爰"通"曰"，"稼"即种植谷物，"穑"即收割谷物。"稼穑"泛指人类种植和收获谷物的农事活动。因而引申为凡具有生化、承载、受纳等性质或作用的事物，均归属于土。

(四)金的特性

"金曰从革"，"从"，由也，说明金的来源，"革"即变革，说明金是通过变革而产生的。自然界现成的金属极少，绝大多数金属都是由矿石经过冶炼而产生的。冶炼即变革的过程，故曰"金曰从革"。因而凡具有沉降、肃杀、收敛等性质或作用的事物，都归属于金。

(五)水的特性

"水曰润下"，"润"即潮湿、滋润、濡润，"下"即向下、下行，"润下"是指水滋润下行的特点。故引申为凡具有滋润、下行、寒凉、闭藏等性质或作用的事物皆归属于水。

二、自然界五行结构系统

自然界五行结构系统见表 1-1。

表 1-1　自然界五行结构系统

五行	五音	五味	五色	五化	五方	五季	五气
木	角	酸	青	生	东	春	风
火	徵	苦	赤	长	南	夏	暑
土	宫	甘	黄	化	中	长夏*	湿
金	商	辛	白	收	西	秋	燥
水	羽	咸	黑	藏	北	冬	寒

注：* 长夏指农历六月份。

三、人体五行结构系统

人体五行结构系统见表 1-2。

表 1-2　人体五行结构系统

五行	五脏	五腑	五官	形体	情志	五声	变动	五神	五液	五华
木	肝	胆	目	筋	怒	呼	握	魂	泪	爪
火	心	小肠	舌	脉	喜	笑	忧	神	汗	面
土	脾	胃	口	肉	思	歌	哕	意	涎	唇
金	肺	大肠	鼻	皮	悲	哭	咳	魄	涕	毛
水	肾	膀胱	耳	骨	恐	呻	栗	志	唾	发

人体五行结构系统构成了中医脏象学说的理论构架。

四、五行的生克制化规律

(一)五行相生

五行相生是五行之间递相资生、促进的关系，是事物运动变化的正常规律。其次序为木生火、火生土、土生金、金生水、水生木、木生火。

(二)五行相克

五行相克是五行之间递相克制、制约关系，是事物运动变化的正常规律。其次序为木克土、土克水、水克火、火克金、金克木、木克土。

五行相生关系又称为“母子关系”，任何一行都存在“生我”和“我生”两方面的关系。“生我者为母”，“我生者为子”。五行相克关系又称为“所胜”“所不胜”关系，“克我”者为“所不胜”，“我克者”为“所胜”。

(三)五行制化

五行制化是指五行之间生中有制，制中有生，递相资生制约以维持其整体的相对协调平衡的关系。如木克土，土生金，金克木，说明木克土，而土生金，金反过来再克木，维持相对平衡关系。水克火，水生木，木生火，说明水既克火，又间接生火，以维持相对协调平衡的关系。

五、五行乘侮和母子相及

(一)五行相乘

五行相乘是五行中的某一行对被克者的另一行过度克制，从而致事物与事物之间失去了正常的协调关系，其原因是克我者一行之气过于强盛或我克者一行之气本气虚弱。如在生理状态下，木克土；在病理状态下，即出现木乘土，原因有木旺乘土或土虚木乘。

五行相乘规律与五行相克的次序完全一致，但意义不同，前者是病理状态，后者是生理状态。

(二)五行相侮

五行相侮是五行中某一行对原来克我者的一行反向克制，从而使事物间失去了正常的协调关系。其原因是我克者一行之气过于强盛或克我者一行之气本身虚弱。如在生理状态下，木克土；在病理状态下，即出现土侮木。五行相侮规律与五行相克规律相反，是一种病理状态。

(三)母子相及

1.母病及子

母行异常影响到子行，结果母子两行均异常。

2.子病犯母

子行异常影响到母行，结果母子两行均异常。

第三节　经络学说

一、十二经脉

十二经脉，即手三阴经、足三阴经、手三阳经、足三阳经共十二条经脉。十二经脉是经络学说的主体，在经络系统中起着重要的作用。

(一)十二经脉的命名、分布和走行交接规律

1.十二经脉的命名

十二经脉的命名是结合阴阳、脏腑、手足三个方面而定的,它们分别隶属于十二脏腑。十二经脉是用其所属脏腑的名称,结合循行于肢体(包括手足)的内外、前中后的不同部位,根据阴阳学说的内容赋予了不同的名称。因为五脏属阴,所以凡是和五脏相连的经脉叫作阴经,阴经循行在四肢的内侧。六腑属阳,凡是和六腑相连的经脉叫作阳经,阳经循行在四肢的外侧。根据阴阳衍化理论,阴阳又可分为三阴三阳,即太阴、厥阴、少阴和太阳、少阳、阳明。五脏之中的心、肺、心包都位于胸膈以上,属三阴经。它们的经脉分布在上肢内侧,属阴,为手三阴经。大肠、小肠、三焦属三阳经,它们的经脉分布在上肢外侧,属阳,为手三阳经。脾肝肾位于胸膈以下,属三阴经,它们的经脉分布在下肢内侧,属阴,为足三阴经。胃、胆、膀胱的经脉分布在下肢外侧,属阳,为足三阳经。按照各经所属脏腑,结合循行于四肢的部位,就决定了十二经脉的名称(表1-3)。

表1-3　十二经脉名称分类及分布

肢体	阴经(属脏)	阳经(属腑)	循行部位(阴经行内侧,阳经行外侧)
手	太阴肺经	阳明大肠经	上肢前线
	厥阴心包经	少阳三焦经	上肢中线
	少阴心经	太阳小肠经	上肢后线
足	太阴脾经	阳明胃经	下肢前线
	厥阴肝经	少阳胆经	下肢中线
	少阴肾经	太阳膀胱经	下肢后线

2.十二经脉在体表的分布规律

十二经脉在体表的分布走行有着一定的规律:阳经分布于四肢的外侧面、头面和躯干。上肢的外侧为手三阳经;下肢外侧为足三阳经。阴经分布于四肢的内侧面和胸腹。上肢的内侧为手三阴经;下肢的内侧为足三阴经。手足三阳经在肢体的分布规律是阳明经在前,少阳经在中,太阳经在后。手足三阴经在肢体的分布规律是太阴经在前,厥阴经在中,少阴经在后。但是足三阴经在下肢内踝上八寸以下是足厥阴经在前,足太阴经在中,足少阴经在后;行至内踝上八寸以上时则是足太阴在前,足厥阴经在中,足少阴经在后。在头面部,阳明经循行于面部、额部;太阳经循行于面颊、头项及头后部;少阳经循行于侧头部。在躯干部,手三阳经循行于肩胛部;足阳明经循行于胸腹部;足太阳经循行于腰背部;足少阳经循行于人体侧面。手三阴经循行于胸部且均从腋下走出,足三阴经均循

行于腹部。

3.十二经脉的走向和交接规律

手三阴经起于胸中，从胸走向手指末端，交手三阳经；手三阳经从手指末端走向头面部，交足三阳经；足三阳经从头面部向下走行，经过躯干、下肢，走向足趾末端，交足三阴经；足三阴经从足趾沿小腿、大腿，走向腹部、胸部，交手三阴经。手足三阴三阳经脉如此交接循行，阴阳相贯，构成一个循环往复的传注系统。

（二）十二经脉的表里属络关系

十二经脉通过经别和别络互相沟通，组合成六对表里相合的关系。手太阴肺经和手阳明大肠经互为表里；手厥阴心包经和手少阳三焦经互为表里；手少阴心经和手太阳小肠经互为表里；足太阴脾经和足阳明胃经互为表里；足厥阴肝经和足少阳胆经互为表里；足少阴肾经和足太阳膀胱经互为表里。互为表里的阴经与阳经在体内与脏腑有属络关系，阴经属脏络腑，阳经属腑络脏。即手太阴肺经属于肺联络大肠；手阳明大肠经属于大肠联络肺；手厥阴心包经属于心包联络三焦；手少阳三焦经属于三焦联络心包；手少阴心经属于心联络小肠；手太阳小肠经属于小肠联络心；足太阴脾经属于脾联络胃；足阳明胃经属于胃联络脾；足厥阴肝经属于肝联络胆；足少阳胆经属于胆联络肝；足少阴肾经属于肾联络膀胱；足太阳膀胱经属于膀胱联络肾。互为表里的经脉，在生理上相互联系，在病理上相互影响。

（三）十二经脉的流注次序

十二经脉中的气血运行是循环流注的。从手太阴肺经开始，依次流注，最后传至足厥阴肝经，再重新传至手太阴肺经，阴阳相通，首尾相贯，循环往复。其流注次序（图 1-1）。

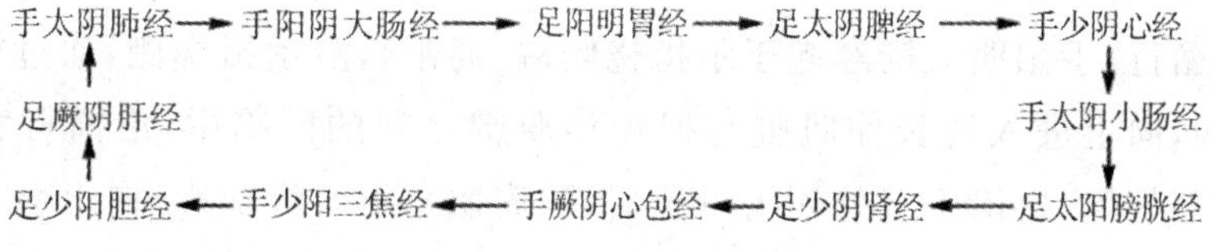

图 1-1　十二经脉流注次序

（四）十二经脉循行及主治病证

1.手太阴肺经

（1）循行：手太阴肺经起于中焦，向下联络大肠，再上行穿过膈肌，入属于肺脏；从肺系（指肺与喉咙相联系的脉络）横出腋下，沿上臂内侧行于手少阴和手厥阴之前，下行到肘窝中，沿着前臂掌面桡侧入寸口（桡动脉搏动处），过龟际，沿鱼际的边缘，出拇指的桡侧端。其支脉从列缺穴处分出，走向示指桡侧端，与手阳明大肠经相交接（图 1-2）。

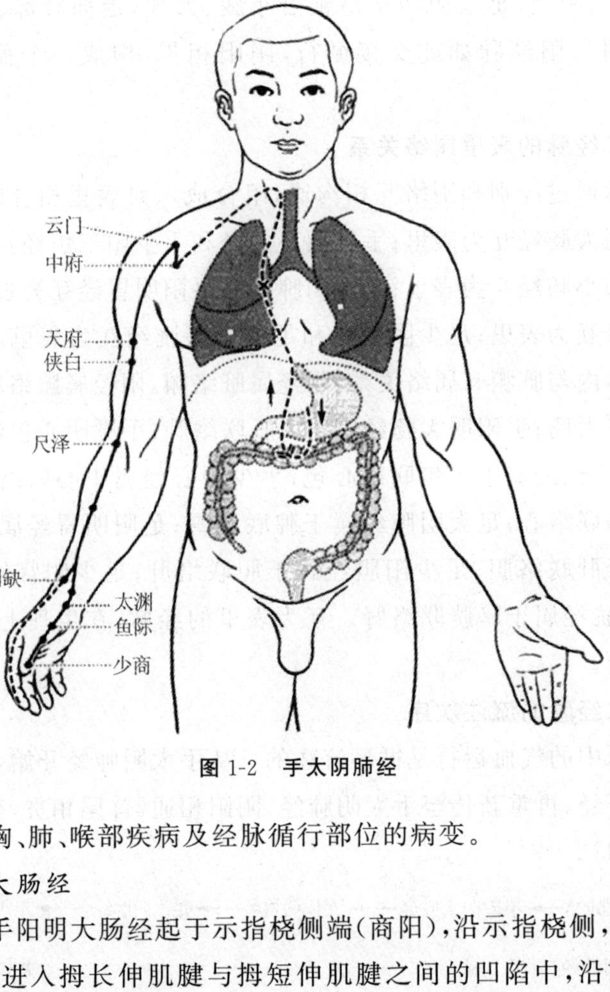

图 1-2　手太阴肺经

（2）主治：胸、肺、喉部疾病及经脉循行部位的病变。

2.手阳明大肠经

（1）循行：手阳明大肠经起于示指桡侧端（商阳），沿示指桡侧，通过第 1、第 2 掌骨之间，向上进入拇长伸肌腱与拇短伸肌腱之间的凹陷中，沿前臂背面桡侧缘，至肘部外侧，再沿上臂外侧上行至肩端（肩髃），沿肩峰前缘，向上会于督脉大椎穴，后进入缺盆，联络肺脏，通过横膈，属于大肠。其支脉从锁骨上窝上行于颈部（扶突），经过面颊，进入下牙龈，出来回绕口唇，左右交叉于水沟，左脉向右，右脉向左，分布在鼻旁（迎香），与足阳明胃经相交接（图 1-3）。

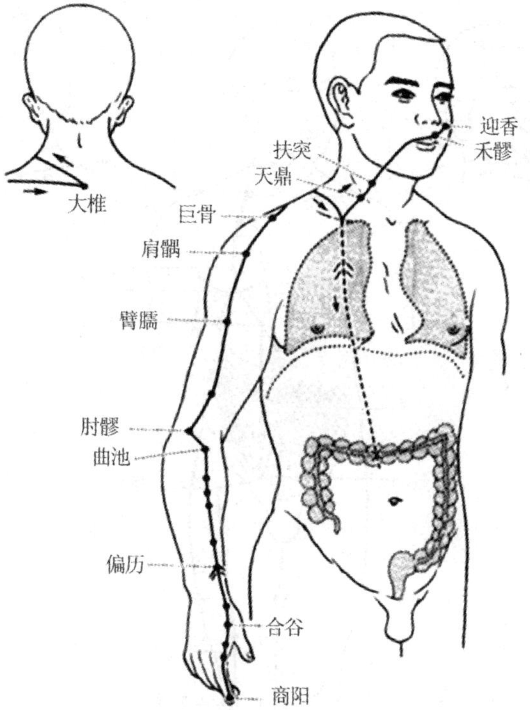

图 1-3　手阳明大肠经

(2)主治:头面、五官疾病和经脉循行部位的病变。

3.足阳明胃经

(1)循行:足阳明胃经起于鼻翼两侧(迎香),上行到鼻根部,与足太阳膀胱经相交会,向下沿着鼻柱的外侧(承泣),入上齿龈,回出环绕口唇,向下交会与颏唇沟内(承浆),再向后沿下颌骨后缘到大迎穴处,沿着下颌角颊车,上行耳前,经过上关,沿发际至额前。其支脉从大迎前下走人迎,沿着喉咙向下后行至大椎穴,折向前行入缺盆,向下通过横膈,属胃,络于脾脏。其直行之脉从缺盆出体表,沿乳中线下行,挟脐两旁(旁开2 寸),入小腹两侧腹股沟处。其支脉从胃下口幽门处分出,沿腹里向下到气冲处与前脉会合,再由此向下至髀关,直抵伏兔部,下至膝膑,沿着胫骨前嵴外侧,下经足背,进入足第 2 趾外侧端(厉兑)。其支脉从膝下 3 寸(足三里)处分出,下行足中趾外侧。其支脉从足背上(冲阳)分出,进入足大趾内侧端(隐白),与足太阴脾经相交接(图 1-4)。

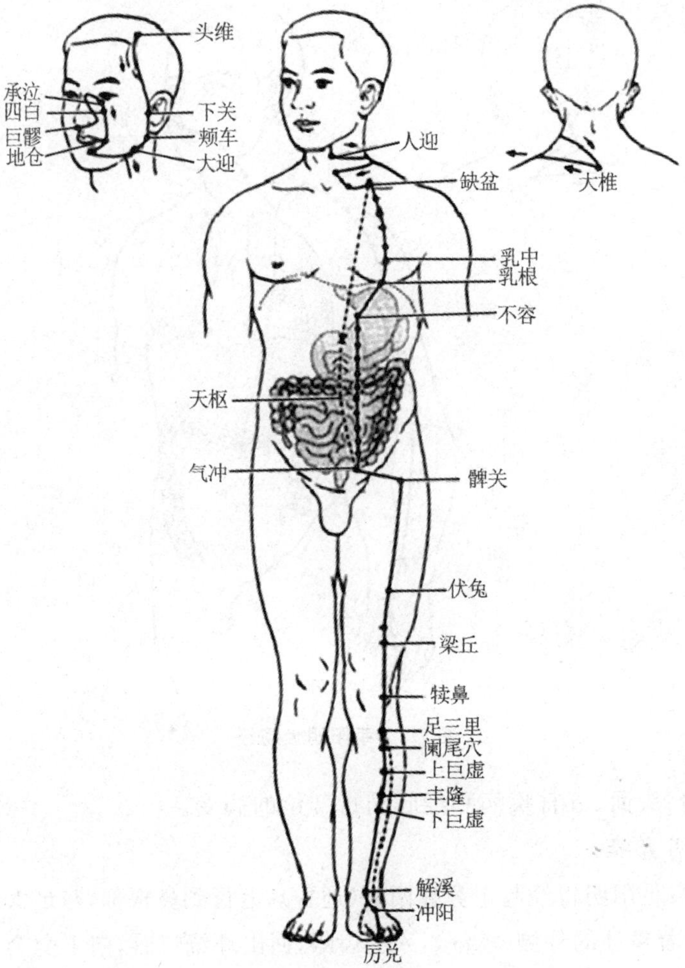

图 1-4　**足阳明胃经**

(2)主治：胃肠病、神志病和头、面、眼、鼻、口、齿疾病，以及经脉循行部位的病变。

4.足太阴脾经

(1)循行：足太阴脾经起于足大趾末端(隐白)，沿着大趾内侧赤白肉际，过大趾本节后半圆骨，上行至内踝前缘，再上腿肚，沿小腿内侧正中线上行，于内踝上八寸处，交出足厥阴经之前，经膝、股部内侧前缘进入腹中，属脾，络胃，过横膈上行，挟食管两旁，连系舌根，分散于舌下。其支脉从胃别出，向上通过膈肌，注入心中，与手少阴心经相交接(图 1-5)。

(2)主治：主治胃脘痛、腹胀、呕吐、嗳气、便溏、黄疸。身体沉重无力、舌根强痛、膝股部内侧肿胀、厥冷等病证。

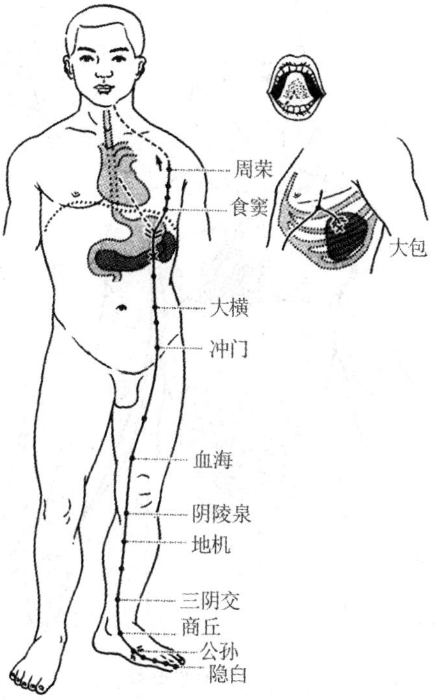

图 1-5　足太阴脾经

5.手少阴心经

(1)循行:手少阴心经起于心中,出属于"心系"(心与其他脏器相联系的部位),向下穿过横膈,下络小肠。其支脉从"心系"分出向上,挟着食管上行,系于目系(指眼球与脑相联系的脉络)。其直行之脉从心系出来,退回上行于肺部,横出于腋窝(极泉),沿上臂内侧后缘、肱二头肌内侧沟,至肘窝内侧,沿前臂内侧后缘、尺侧腕屈肌腱之侧,到掌后豌豆骨部,入掌,经小指桡侧至末端(少冲),与手太阳小肠经相交接(图 1-6)。

(2)主治:心、胸、神志病证及本经循行部位的病变。

6.手太阳小肠经

(1)循行:手太阳小肠经起于手小指外侧端(少泽),沿手背尺侧至腕部,出于尺骨茎突,直上前臂外侧尺骨后缘,经尺骨鹰嘴与肱骨内上髁之间,循上臂外侧后缘出肩关节,绕行肩胛部,交肩上(大椎),入缺盆络于心脏,沿食管过横膈,过胃属小肠。其支脉从缺盆出来,沿颈部上行至面颊,至目外眦,转入耳中(听宫)。其支脉从面颊部分出,上行目眶下,至目内眦(睛明),与足太阳膀胱经相交接(图 1-7)。

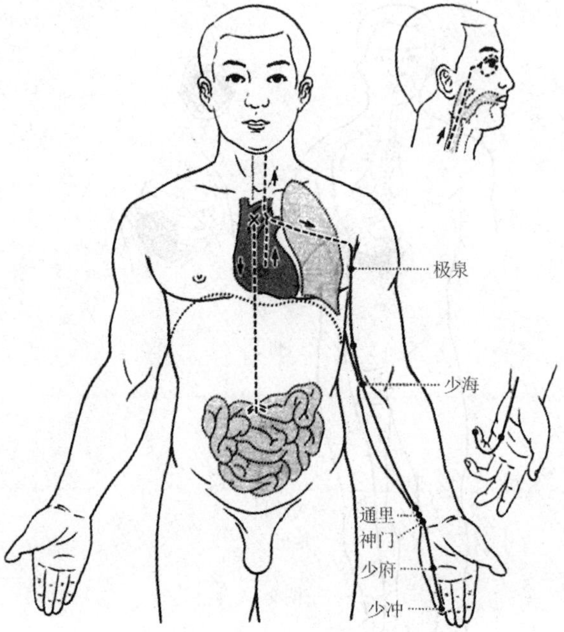

图 1-6　手少阴心经

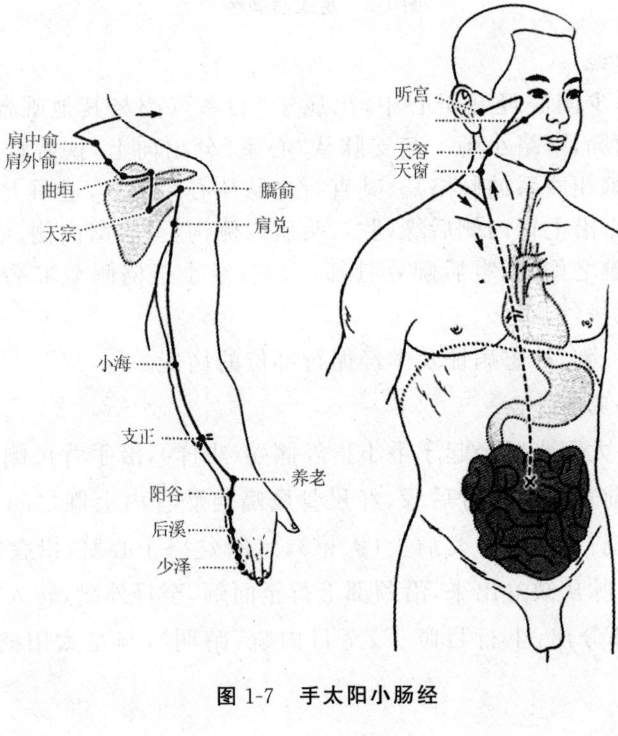

图 1-7　手太阳小肠经

(2)主治：头项、五官病证、热病、神志疾病及本经部位的病变。

7.手厥阴心包经

(1)循行：手厥阴心包经起于胸中，出属心包络，向下通过膈肌，从胸至腹，依次络于上、中、下三焦。其支脉从胸中分出，沿胸出于胁部，至腋下 3 寸处(天池)，上行抵腋窝中，沿上臂内侧中线，行于手太阴和手少阴之间，进入肘中，向下行于前臂掌长肌腱与桡侧腕屈肌腱之间，进入掌中，沿着中指桡侧，出中指桡侧端(中冲)。其支脉从掌中(劳宫)分出，沿着环指，尺侧到指端，与手少阳三焦经相交接(图 1-8)。

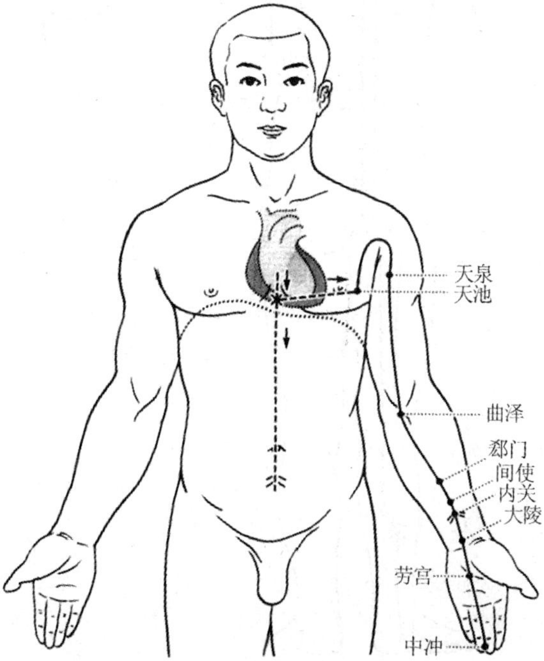

图 1-8　手厥阴心包经

(2)主治：心、胸、胃、神志病证。如心痛、心悸、胃痛、呕吐、胸痛、癫狂、昏迷及经脉循行部位的病变。

8.足太阳膀胱经

(1)循行：起于目内眦，上额左右交会于巅顶(百会)。其支脉从头顶部分小，到颞颥部。其直行之脉从头顶入里联络于脑，回行分别下行到项后，沿肩胛部内侧，挟脊柱。到达腰部，从脊旁肌肉进入体腔联络肾脏，属于膀胱。其支脉从腰部分出，向下通过臀部，进入腘窝内。其支脉从项部分出下行，通过肩胛骨内缘直下，经过臀部下行，沿大腿后外侧与腰部下来的支脉会合于腘窝中。然后下行穿过腓肠肌，出于外踝后，沿足背外侧缘至小趾外侧端（至阴），与足少阴经肾经相交接（图 1-9）。

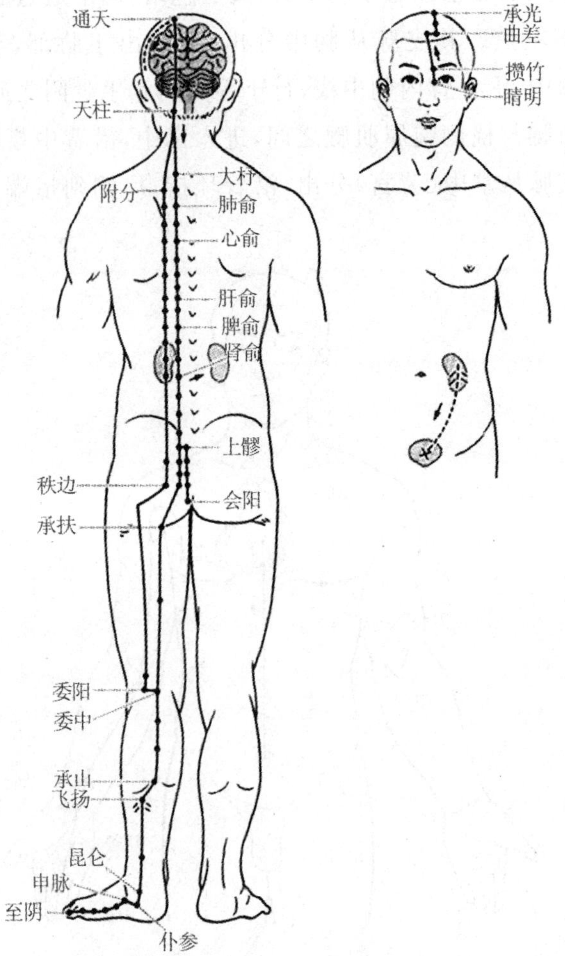

图 1-9　**足太阳膀胱经**

(2)主治：头、项、目、背、腰、下肢部病证及神志病，背部第一侧线的背俞穴及第二侧线相平的腧穴，主治与其相关的脏腑病证和有关的组织器官病证。

9.足少阴肾经

(1)循行：足少阴肾经起于足小趾下，斜走足心（涌泉），出于舟骨粗隆下，沿内踝后，进入足跟，再向上行于腿肚内侧后缘，至腘内侧，上经大腿内侧后缘，穿过脊柱，属于肾脏，联络膀胱。其直行之脉从肾向上通过肝和横膈，进入肺中，沿着喉咙，挟于舌根两侧。其支脉从肺中出来，联络心脏，流注胸中，与手厥阴心包经相交接（图 1-10）。

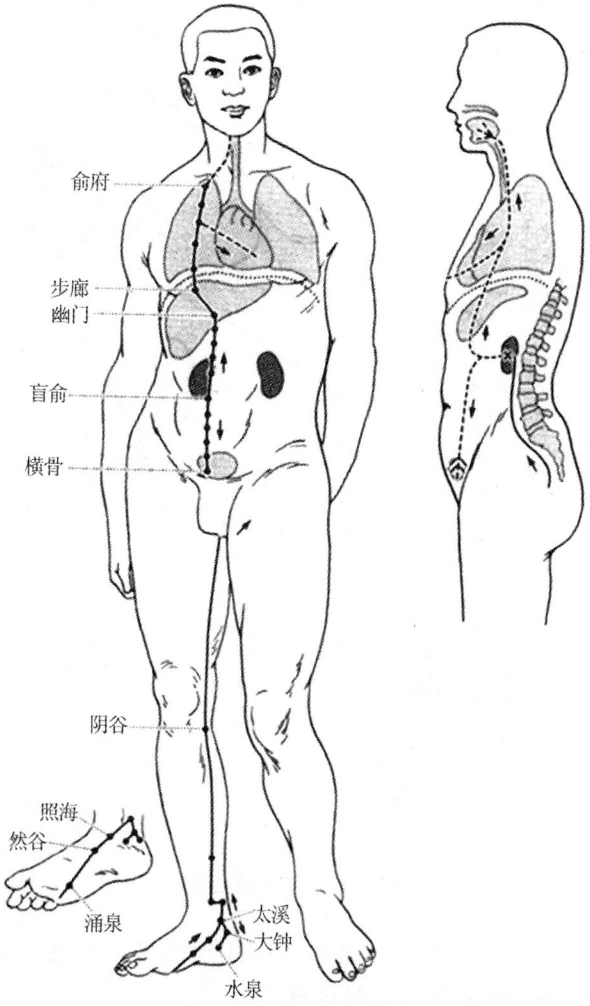

图 1-10　足少阴肾经

(2)主治:妇科、前阴、肾、肺、咽喉病证。如月经不调、阴挺、遗精、小便不利、水肿、便秘、泄泻,以及经脉循行部位的病变。

10.手少阳三焦经

(1)循行:手少阳三焦经起于环指(无名指)尺侧端(关冲),向上出于手背第4、第5掌骨之间,沿着腕背,出于前臂伸侧尺、桡骨之间,向上通过肘尖、上臂外侧三角肌后缘,上达肩部,交出于足少阳经的后面,向前进入缺盆,分布于胸中,联络心包,向下通过横膈,从胸至腹,属于上、中、下三焦。其支脉从胸中分出,上行出缺盆,至肩部,左右交会于大椎,上行到项,沿耳后直上。出于耳上到额角,再屈而下行至面颊，到达目眶下。其支脉从耳后入耳中，出走耳前，与前脉交叉于面颊部，到达瞳子髎，与足少阳胆经相交接（图 1-11）。

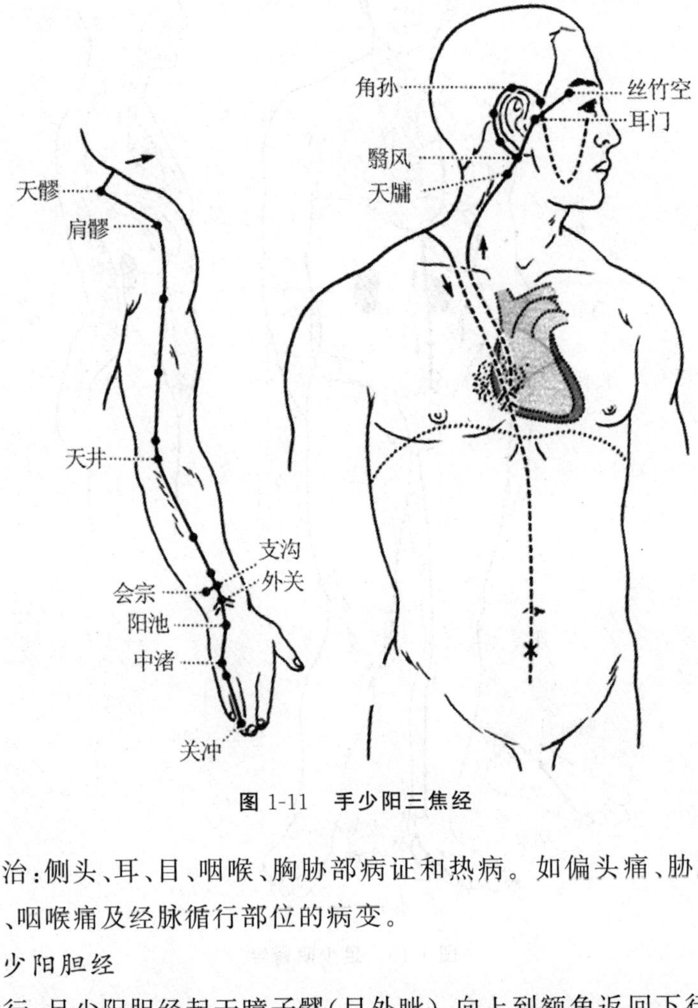

图 1-11　手少阳三焦经

（2）主治：侧头、耳、目、咽喉、胸胁部病证和热病。如偏头痛、胁肋痛、耳鸣、耳聋、目痛、咽喉痛及经脉循行部位的病变。

11.足少阳胆经

（1）循行：足少阳胆经起于瞳子髎（目外眦），向上到额角返回下行至耳后，沿颈部向后交会大椎穴再向前入缺盆部入胸过膈，联络肝脏，属胆。沿胁肋部，出于腹股沟，经外阴毛际，横行入髋关节（环跳）。其支脉从耳后入耳中，出走耳前，到瞳子髎处后向下经颊部会合前脉于缺盆部。下行腋部侧胸部，经季肋和前脉会于髋关节后，再向下沿大腿外侧，行于足阳明和足太阴经之间，经腓骨前直下到外踝前，进入足第 4 趾外侧端（足窍阴）；其支脉从足临泣处分出，沿第 1、第 2 跖骨之间，至大趾端（大敦），与足厥阴肝经相交接（图 1-12）。

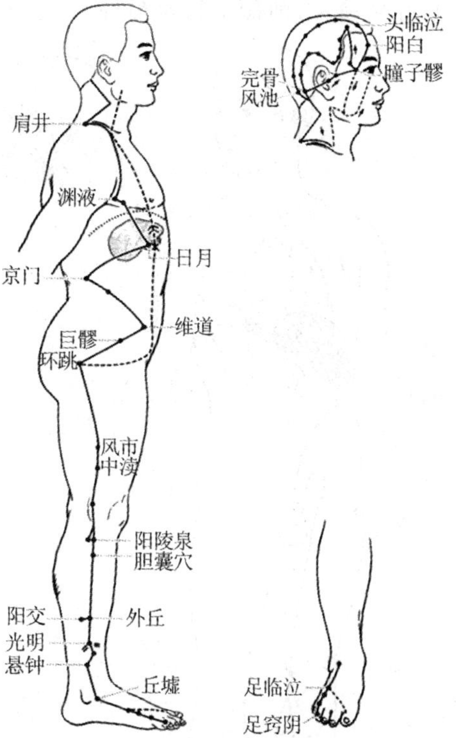

图 1-12　足少阳胆经

(2)主治:侧头、目、耳、咽喉病、神志病、热病及经脉循行部位的其他病证。

12.足厥阴肝经

(1)循行:足厥阴肝经起于足大趾上丛毛部(大敦),经内踝前向上至内踝上八寸外处交出于足太阴经之后,上行沿股内侧,进入阴毛中,绕阴器,上达小腹,挟胃旁,属肝络胆。过膈,分布于胁肋,沿喉咙后面,向上入鼻咽部,连接于"目系"(眼球联系于脑的部位),上出于前额,与督脉会合于巅顶。其支脉从目系分出,下行颊里、环绕唇内。其支脉从肝分出,穿过膈,向上流注于肺,与手太阴肺经相交接(图 1-13)。

(2)主治:肝病、妇科、前阴病及经脉循行部位的其他病证。

二、奇经八脉

(一)督脉

1.循行

督脉起于胞中(小腹内),下出于会阴部,向后行于脊柱的内部,上达项后(风府),进入颅内,络脑,上行巅顶,沿前额下行至鼻柱,止于上唇系带处(图 1-14)。

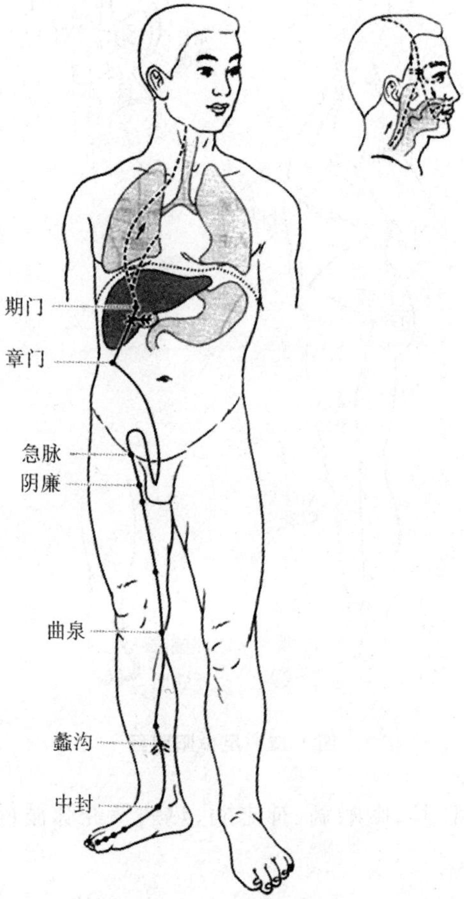

图 1-13 足厥阴肝经

2.主治

脊柱强痛,角弓反张等病证。

(二)任脉

1.循行

任脉起于胞中,下出会阴部,上行前行至阴毛部,沿腹部和胸部正中线直上,向上经过关元经咽喉部,至下颌,环绕口唇,沿面颊,分行至目眶下(图 1-15)。

2.主治

疝气,带下,腹中结块等病证。

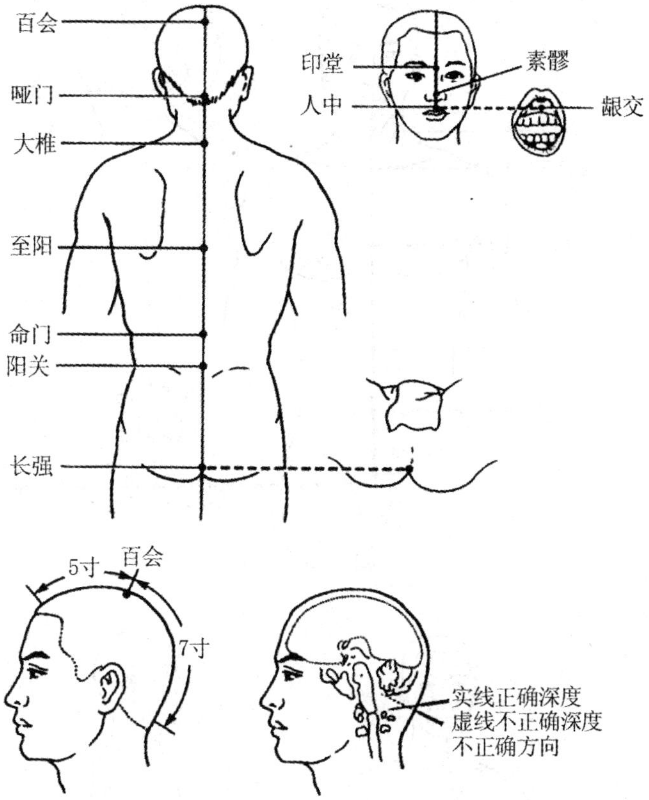

图 1-14　督脉

(三)冲脉

1.循行

冲脉起于胞中,下出于会阴部,从气街部起与足少阴经相并,夹脐上行,散入胸中,上达咽喉,环绕口唇(图 1-16)。

2.主治

腹部气逆而拘急等病证。

(四)带脉

1.循行

带脉起于季胁,斜向下行至带脉穴、五枢穴、维道穴,横行腰腹,绕身一周(图 1-17)。

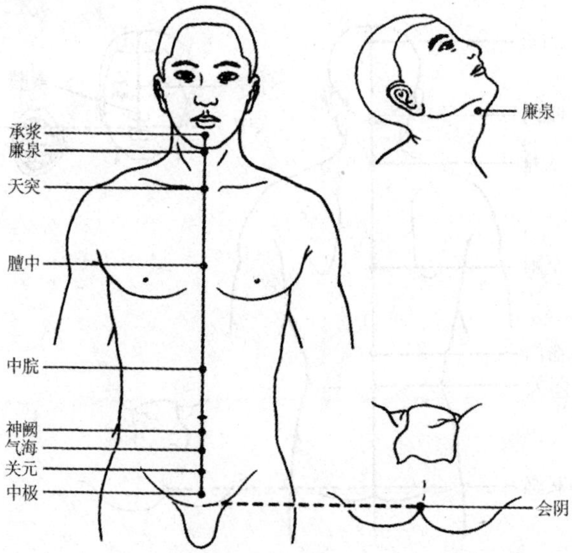

图 1-15　任脉

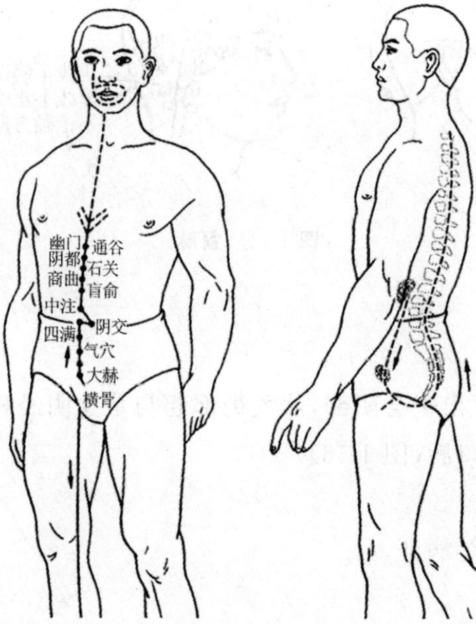

图 1-16　冲脉

2.主治

腹满,腰部觉冷如坐水中等病证。

(五)阴维脉

1.循行

阴维脉起于小腿内侧，足三阴经交会之处，沿大肢内侧上行，至腹部。与足太阴脾经同行，到胁部。与足厥阴经相结合，然后上行至咽喉，合于任脉(图 1-18)。

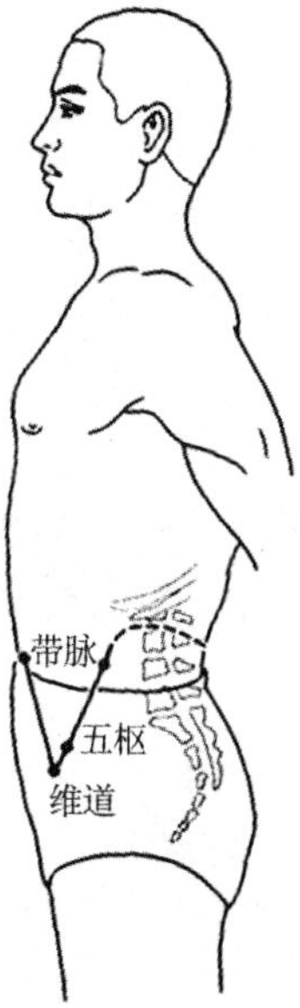

图 1-17　带脉

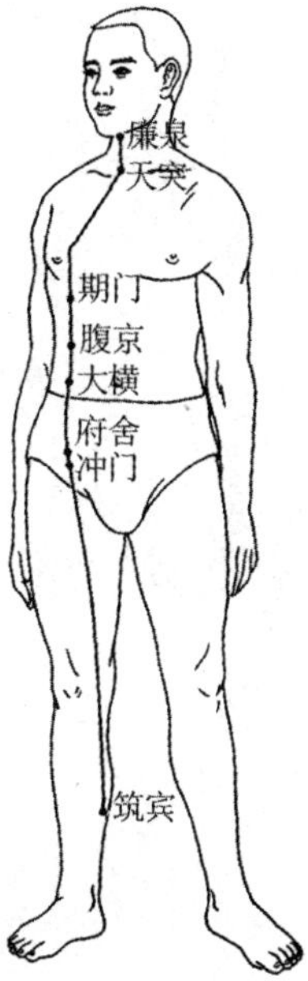

图 1-18　阴维脉

2.主治

心痛，忧郁等病证。

(六)阳维脉

1.循行

阳维脉起于足跟外侧，向上经过外踝，沿足少阳胆经并行，沿下肢外侧上行至髋部，经胁肋后侧，从腋后上肩，至前额，再到项后，合于督脉(图 1-19)。

2.主治

恶寒发热，腰疼等病证。

(七)阴跷脉

1.循行

阴跷脉起于内踝下(照海)，经过内踝后，沿下肢内侧上行，经阴部，沿腹、胸进入缺盆，再上行，出人迎穴之前，经鼻旁，到目内眦，与手足太阳经、阳跷脉会合(图 1-20)。

2.主治

多眠、癃闭，足内翻等病证。

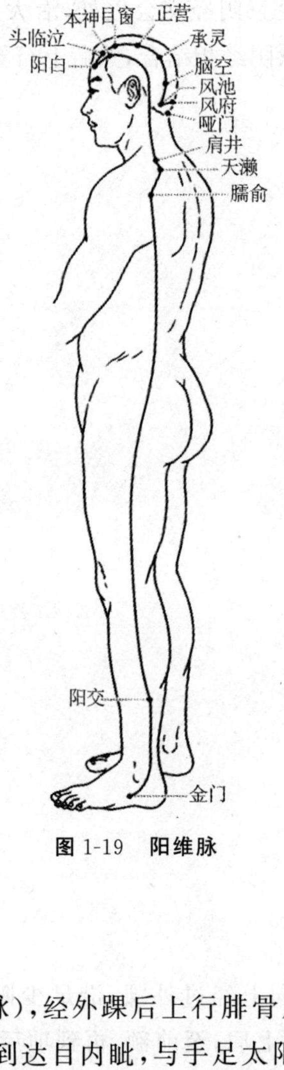

图 1-19　**阳维脉**

(八)阳跷脉

1.循行

阳跷脉起于外踝下（申脉），经外踝后上行腓骨后缘，经股部外侧，再沿髋、胁、肩、颈的外侧，上夹口角，到达目内眦，与手足太阳经、阴跷脉会合，再上行经额，与足少阳胆经会于风池（图 1-21）。

2.主治

目痛（从内眦始），不眠，足外翻等病证。

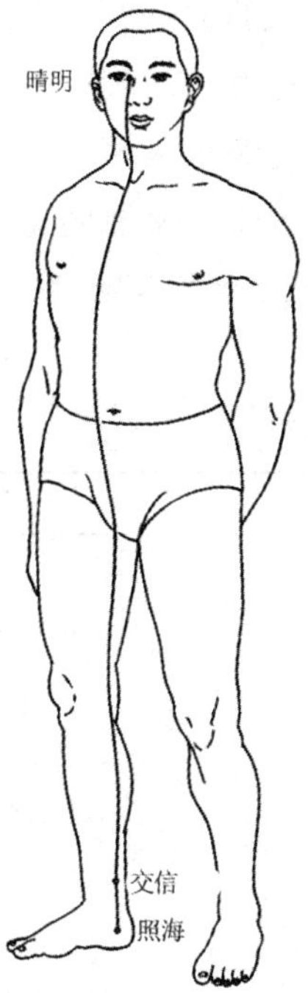

图 1-20　阴跷脉

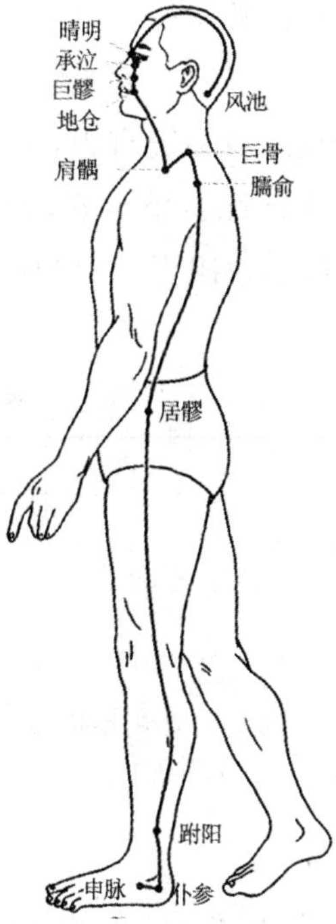

图 1-21　阳跷脉

第四节　藏象学说

藏象学说是通过对人体的生理、病理现象的观察，研究人体脏腑等的生理功能、病理变化及其相互关系的学说。

一、内脏的分类及其区别

内脏的分类及其区别见表 1-4。

二、五脏

（一）心的主要生理功能及病理表现

（1）心主血脉是指心气推动血液在脉中运行，流注全身，发挥营养和滋润作用。心主血脉的前提条件是心行血，指心气维持心脏的正常搏动，推动血液在脉中运行；心生血，是指心火将水谷精微“化赤”生血；心主脉，是指脉道的通畅，血液在脉中的正常运行，形成脉象。心主血脉的生理表现，主要从以下四个方面观察：面色红黄隐隐，红润光泽；舌质淡红；脉象和缓有力，节律均匀，一息四至；虚里搏动（指心尖）和缓有力，节律均匀，其动应手。其病理表现：心气虚，心血虚，血脉空虚可导致心悸不安，面色苍白或萎黄，舌质淡白，脉细弱微，虚里心悸不安；心血瘀，心血阻滞，可出现心绞痛症状，面色晦暗，唇青舌紫，脉结、代、促、涩，虚里闷痛。

表 1-4　内脏的分类及其区别

类别	内容	生理功能特点	形态特点
五脏	心，肝，脾，肺，肾	藏精化气生神 藏精气而不泻 满而不能实	主要为实体性器官
六腑	胆，胃，大肠，小肠，膀胱，三焦，心包络	传化物而不藏 实而不能满 以通降为用	多为管腔性器官
奇恒之腑	脑，髓，骨，脉，胆，女子胞（精室）	藏精气而不泻， 不传化物。 除胆外，无表里关系。 除胆外，无阴阳五行配属关系	形态中空有腔 相对密闭

（2）心藏神主要是指心具有主宰人体五脏六腑，形体官窍的一切生理活动和人体精神意识思维活动的功能。而精神意识思维活动主要体现在五神，即神、魂、魄、意、志。五志，即喜、怒、忧、思、悲。五神五志又分属五脏，但主宰是心。中医学中有心（属五脏）和脑（属奇恒之腑）等概念，但以心概脑。心主神志的生理表现，主要是精神饱满，反应灵敏。其病理表现如下：①心不藏神：反应迟钝，健忘，神志亢奋，烦躁不安，失眠，谵语多梦。②神志衰弱：神志不合，萎靡不振；神志错乱和癫狂等，后者属现代医学重性精神病范畴。

（二）肺的主要生理功能和病理表现

1.肺主宣发

指肺气向上升宣，向外布散。其生理作用：①通过呼吸运动，排除人体内浊气；②通过人体经脉气血运行，布散由脾转输而来的水谷精微，津液于全身，内至五脏六腑，外达肌腠皮毛；③宣发卫气，调节腠理开合，排泄汗液，并发挥抗邪作用。病理表现：肺失宣发、恶寒发热、自汗或无汗、胸闷、咳喘、鼻塞、流清涕，属现代医学上感范畴。

2.肺主肃降

指肺气向下通降或使呼吸道保持洁净。其生理作用:①通过呼吸运动,吸入自然界清气。②通过经脉气血运行,将肺吸入的清气和由脾而来的水谷精微,津液下行布散。③通过咳嗽等反射性保护动作,肃清呼吸道内过多的分泌物,以保持其清洁。其病理表现:肺气上逆,肺失肃降,胸闷,咳喘。

3.肺主气,司呼吸

肺主气指肺具有主持呼吸之气,一身之气的功能概括。肺司呼吸指肺具有呼浊吸清,实现机体内外气体交换的功能。其生理作用:①吸入自然界的清气,促进人体气的生成,营养全身。②呼出体内浊气。排泄体内废物,调节阴阳平衡。③调节人体气机的升降出入运动。其病理表现:胸闷,咳喘,呼吸不利,呼吸微弱。

4.肺主通调水道

指肺主宣发肃降功能对体内水液的输布排泄起着疏通和调节作用。水道指人体内水液运行的通道。肺主通调水道其生理作用主要是调节体内水液代谢的平衡。机制主要是肺主宣发使津液向外,向上散布,濡养脏腑、器官、腠理、皮毛,呼浊和排汗,将部分水分和废物排除人体外。肺主肃降,使津液下行布散,濡养人体,使代谢后水液下行布散至膀胱,通过膀胱的气化作用生成尿液。其病理表现:肺通调失职可出现痰饮、水肿。

5.肺朝百脉,助心行血

肺朝百脉指全身血液通过经脉聚会于肺并进行气体交换,再输布于全身。肺气宣发肃降具有协助心脏、助心行血、促进血液运动的作用。其病理表现:肺气虚,血脉瘀滞,肺气宣降失调,胸闷,心悸,咳喘,唇青舌紫。

6.肺主治节

指肺具有协助心脏对机体各个脏腑组织器官生理活动的治理调节作用,是肺的生理功能的概括。

(三)脾的主要生理功能和病理表现

1.脾主运化水谷

指脾对饮食物的消化,化为水谷精气,以及对其的吸收、转输和散精作用。其生理机制:①脾协助胃消磨水谷。②脾协助胃和小肠把饮食物化为水谷精微。③吸收水谷精微转输到心肺,经肺气宣发肃降而布散全身经脉、气血运行布散全身。其病理表现:食欲缺乏,腹胀,便溏,四肢倦怠无力,少气懒言,面色萎黄,舌质淡白。

2.脾主运化水液

指脾对水液的吸收、转输、布散作用。其生理机制:①脾吸收津液。②将津液转输到肺,通过肺的宣降而布散全身,起濡养作用;转输到肾、膀胱,经膀胱的气化作用而形成尿液。其病理表现:脾虚失运而致水液停滞,表现内湿。痰饮,水肿,带下,泄泻。

3.脾主升清

指脾具有将水谷精微等营养物质吸收并上输入心肺头目的作用。化生气血以营养全身的功能。其病理表现:①升清不及可出现眩晕,腹胀,便溏,气虚的症状。②中气下陷,腹部胀坠,内脏下垂,如胃下垂,脱肛,子宫下垂等。

4.脾主统血

指脾有统摄血液在脉内运行,不使其逸出脉外的作用。脾不统血表现有脾气虚,出血,崩漏,尿血,便血,皮下出血等。

(四)肝的主要生理功能及病理表现

1.肝主藏血

指肝具有贮藏血液、调节血量、防止出血的生理功能。其病理表现如下。①机体失养表现为头目失养,视物模糊,夜盲,目干涩,眩晕;筋脉失养表现为肢体拘急,麻木,屈伸不利;胞宫失养表现为月经后期,量少,闭经,色淡,清稀。②血证:肝血虚,肝火旺盛,热迫血行。③肝肾阴虚:肝阳上亢,阳亢生风,眩晕,上重下轻,头胀痛,四肢麻木。④月经过多,崩漏。

2.肝主疏泄

指肝具有疏通、宣泄、升发、调畅气机等综合生理功能,其病理表现如下。①疏泄不及:气郁,气滞,胸胁、乳房、少腹胀痛。②疏泄太过:气逆,面红目赤,心烦易怒,头目胀痛。③气滞则血瘀,胸胁刺痛,痛经,闭经。气滞则水停,鼓胀水肿。④肝失疏泄还可引起肝脾不调、肝胃不和致腹胀,恶心,呕吐,嗳气,反酸。⑤肝胆气郁则口苦,恶心,呕吐,黄疸等。⑥肝气郁结:闷闷不乐,多疑善虑,喜太息。⑦肝气上逆,情志亢奋,急躁易怒,失眠多梦。⑧肝失疏泄可引起气血不和,冲任失调,经带胎产异常,不孕不育。

(五)肾的主要生理功能及病理表现

1.肾藏精

指肾具有封藏精气、促进人体生长发育和生殖功能,以及调节机体的代谢和生殖活动的作用。

肾精包括先天之精和后天之精。先天之精指禀受于父母的生殖之精,后天之精即水谷精微和脏腑之精，二者之间的关系是后天之精依赖于先天之精活力资助，才能不断化生，先天之精依赖于后天之精的培育充养。肾精可化生肾气，肾气有助于封藏肾精。肾中精气按其功能类别可划分为肾阴、肾阳。肾阴是指肾中精气对各脏腑组织器官起滋养濡润作用的生理效应。肾阳指肾中精气对各脏腑组织器官起推动温煦作用的生理效应。其病理表现：①肾中精气不足，可导致生长发育障碍，生殖繁衍能力减弱，发生某些遗传性或先天性疾病。②肾阴阳失调，肾阳虚可致虚寒证，肾阴虚可致虚热证。

2.肾主水液

指肾主持和调节人体的水液代谢平衡。人体代谢水液经三焦下行归肾，肾将含废物成分多的水液下注膀胱。通过肾及膀胱气化作用而排出体外，以维持体内水液代谢的平衡。其病理表现：肾气（阳）虚（肾气不化）可致气化失常，导致水液代谢障碍，津液停滞，尿少，痰饮水肿，癃闭；津液流失（肾气不固），尿频，尿多。

3.肾主纳气

指肾具有摄纳肺所吸入的清气，以防止呼吸表浅的作用。病理表现：呼吸表浅微弱，呼多吸少，动辄气喘。

三、六腑

（一）胆的生理功能

（1）藏泻精汁助消化。

（2）主决断，指胆在精神意识活动中具有准确判断作出决定的作用。

（二）胃的生理功能

1.主受纳，腐熟水谷

就胃具有接受容纳饮食物，消化饮食物成为食糜，吸收水谷精微和津液的功能。

2.胃主通降，以通降为和

就胃气下行降浊特点而言，主要是指胃受纳水谷并将食糜下传入小肠的作用，同时也概括了胃气协助小肠将食物残渣下传入大肠并协助大肠传化糟粕的功能。

（三）小肠的生理功能

1.主受盛化物

指小肠具有接受由胃下降的食糜并将其进一步消化，化为水谷精微的功能。

2.主分清别浊

指小肠将食糜进一步分别为水谷精微,津液和食物残渣,剩余水分的功能。

(四)大肠的生理功能

主传化糟粕,具有接受食物残渣,吸收水分,将食物残渣化为粪便,排除大便的功能。

(五)膀胱的主要生理功能

膀胱的主要生理功能是贮藏津液、排泄小便。

(六)三焦的概念及生理功能

三焦的概念其一是指脏腑的外围组织,是分布于胸腹腔的大腑,又称孤腑,其主要功能如下。①通行元气:元气通过三焦而至五脏六腑,推动和激发各脏腑生理功能活动。②决渎行水:具有疏通水道,通行水液的功能,是水液、津液运行输布的道路。

三焦的概念其二是指人体上中下三个部位及其相应脏腑功能的概括。上焦指横膈以上,即心、肺、心包络、头面部、上肢。中焦指横膈以下脐以上,包括脾、胃、肝脏等。下焦指脐以下,包括肝、肾、大小肠、膀胱、精室、子女胞、下肢。其中肝按功能特点可划归下焦,按部位分类划归中焦。三焦的主要生理功能:“上焦如雾”,指上焦心肺布散全身津液,营养周身的作用,如同雾露弥散一样;“中焦如沤”,是指中焦脾胃消化饮食物,吸收水谷精微,津液的作用,如同酿酒一样;“下焦如渎”,是指胃、大肠、小肠,膀胱传导糟粕,排泄废物的作用,如同沟渠必需疏通流畅。

四、脏与脏之间的关系

(一)心和肺

心和肺主要表现在气血互根互用。肺主气司呼吸,生成宗气,主宣降,肺朝百脉,助心行血,促进心主血脉的生理功能。心行血,肺脏得养,血为清气载体而布散全身,促进肺主宣降的生理功能。

(二)心和脾

心和脾主要表现在血液的化生、运行上的相辅相成。脾运化水谷精微,则心血充盈。心脏化赤生血,则脾得血养。脾主统血,防止血逸脉外,心气维持心脏的正常搏动,推动血行脉中。

(三)心和肝

心和肝主要反映在血液运行,精神活动的相辅相成。心气维持心脏的正常活动；肝主疏泄则气机条畅，促进血液运行，肝主藏血，调节人体部分血量，有助于血液的正常运行。在精神活动方面，心藏神，产生和主宰人的精神活动，调节人体脏腑生理功能；肝主疏泄，调畅人的精神情志活动；肝藏魂，主谋虑。

（四）心和肾

心和肾主要表现在心肾相交。肾阴上济于心，以滋心阴，则心火不亢，心火下降于肾，以温肾阳，则肾水不寒。

（五）肺与脾

肺与脾主要表现在气的生成，津液输布代谢的协同作用。脾为生气之源，脾主运化水谷精微功能旺盛，则水谷精气来源充足。肺为主气之枢，肺在自然界中吸入清气和脾主运化水谷精气，合称宗气。肺的宣降作用推动全身气血正常运行。在代谢方面，脾主运化水液，上输布于肺，经肺的宣降而输布全身，肺主宣降，通调水道，防止内湿痰饮。

（六）肺与肝

肺与肝主要表现在气机升降协调，气血运行的协同作用。肺主肃降，肝主升发，升降相因，则气机协调，肺朝百脉助心行血，促进气血运行，肝主疏泄，气机条畅，促进血液运行，肝主藏血，调节血量，有助于血液的正常运行。

（七）肺与肾

肺与肾主要表现在水液代谢，呼吸运动等方面。脏阴互资的协同作用。肾主水液，升清降浊，肺主宣发肃降，通调水道，维持水液代谢平衡。肺司呼吸，肺主气，肾主纳气，摄纳肺从自然界吸入之清气，防止呼吸表浅。肾阴是一身阴液之根本，肾阴充养肺阴，肺主肃降下输清气，水谷精气，滋养肾阴。

（八）肝与脾

肝与脾主要表现在对饮食物的消化。血液的生成运行方面的协同作用："土得木而达"，脾属土，肝属木，肝主疏泄，气机条畅，促进脾纳腐运化，促进脾升胃降，疏泄胆汁，进入小肠，有助消化。"木赖土以培之"，脾胃功能健旺，气血生化有源，促进肝藏血，藏魂。脾主运化水谷精微，气血生成有源，肝主疏泄，气机条畅，促进血液运行，肝主藏血，调节血量。脾主统血，防止血逸脉外。

（九）肝与肾

肝与肾主要表现在肝肾同源。肝藏血，肾藏精，精血同源于水谷精微，且精血互化。

（十）脾与肾

脾与肾主要表现在水液代谢中的协同作用和先后天的资生促进作用。肾阳温煦脾阳，脾运化水谷精微充养肾精。

由于六腑是以传化物为其生理特点，故六腑之间的相互关系主要体现于饮食物的消化吸收和排泄过程中的相互联系和密切配合。

五脏与六腑之间的关系，实际上就是阴阳表里的关系，由于脏属阴，腑属阳，脏为里，腑为表，一脏一腑，一阴一阳，一里一表，相互配合，并有经脉相互络属，从而构成脏腑之间的密切联系。

第五节　气血津液学说

一、气

气是构成人体和维持人体生命活动最基本的物质。

（一）气的生成来源

先天之精气：是指肾中精气，来源于父母生殖之精。后天之精气：来源于饮食物，经脾胃化生之水谷精气和来源于自然界经肺吸入之清气。

（二）气的生理作用

气具有推动人体各脏腑组织器官生理功能的作用。气可促进精血、津液的化生，输布及其功能活动。

（三）气机

气机指气的运动。脏腑的气机规律：心气主降，肺气主宣发肃降，脾气主升，肝主升发，肾气主升，六腑都主降。气机失调的主要表现形式有气滞（郁）、气逆、气陷、气闭、气脱等。

（四）气的分类

1.元气（原气）

元气是人体中最基本、最重要的根源于肾的气，其生成依赖于肾中精气所化生和水谷精气的充养，其分布形式是发源于肾，以三焦为通道，输布于全身。其主要生理功能：①推动人体生长发育和生殖。②促进和调节各脏腑、经络、组织生理功能活动。③决定体质强弱，具有抗病能力。

2.宗气

宗气是指由肺吸入之清气和脾胃化生之水谷精气汇集于胸中结合而成。在一定程度上是心肺功能的代表。其分布积聚于胸中，贯注于心肺。向上出于肺，循喉咙而走息道，向下注入丹田，并注入足阳明之气街（相当于腹股沟部位）而下行于足，其贯入心者经心脏入脉，在胸中推动气血的运行。其主要生理功能：①走息道司呼吸。②贯心脉而行气血。③与人体视听言动等功能相关。

3.营气

营气是行于脉中、具有营养作用之气。由于营气行于脉中化生为血，营气和血可分而不可离，故常称“营血”，营气和卫气相对而言。营气在脉中，卫气在脉外，在外者属阳，在内者属阴，故又称营阴。其生成主要由脾胃运化之水谷精气中的精纯柔和部分所化生，其主要功能是化生血液，营养全身。

4.卫气

卫气是行于脉外之气，由脾胃化生水谷精气中剽疾滑利部分所化生。卫气行于脉外，白昼依赖体表手足三阳经脉，由头面部别行布散至肢端而不还流。夜晚从肾开始，依相克次序在五脏中运行。其主要生理功能：①护卫肌表抗御外邪。②启闭汗孔，调节体温。③温养脏腑，润养皮毛。④维持人体“昼精而夜瞑”的生理状态。

二、血

血是运行于脉中而循环流注于全身的富有营养和滋润作用的红色液体，是构成人体和维持人体生命活动的基本物质之一。其生成依赖于水谷精微化血，津液化血，精髓化血，与脾、胃、心、肝、肾密切相关。血行于脉中，运行于全身，环周不休，有节律地流动。心气充沛是维持血循的基本动力。肺朝百脉，助心行血和宗气的推动作用；肝主疏泄，促进血的运行和调节血量作用；脾主统血作用等，是血循的基本条件。血的主要功能是润养和滋润全身，且血液是神志活动的主要物质基础。

三、津液

津液是人体一切正常水液的总称。在机体内除血液之外，其他所有的液体均属津液范畴，包括各脏腑组织的内在体液及其正常的分泌物。津液来源于饮食物。其生成、输布、排泄，与脾主运化水液，肾主水液，肺主通调水道，肝主疏泄，胃主纳腐，小肠分清别浊，大肠主津，膀胱贮藏津液，排泄小便，三焦的决渎功能等密切相关。其中与脾肺肾关系最为密切，而以肾最为重要。其排泄方式有汗、呼气、尿、粪。津液的生理功能：津液经孙脉络渗入血脉中化为血液滋润和濡养全身，通过排泄代谢废物而调节阴阳平衡，津液还是气之载体之一。

四、气血之间的关系

(一)气对血的作用

气为血之帅,是气对血的生成循行中的主导,对气的生血、行血、摄血作用的概括。气能生血是指水谷精微是血液生成的主要物质来源。气化作用是血液生成的动力。气能行血是指气的推动和温煦作用是血循行的动力。气能摄血是指气的固摄作用具有防止血逸脉外的功能。

(二)血对气的作用

血为气之母,是指血为气的物质基础和依附根源而言,是血能载气、血能养气的概括。血能载气是指血为气的载体,气依附于血,才不致浮散脱失。血能养气是指血不断为脏腑组织功能活动提供营养,血足则气充。

五、津血之间的关系

津血之间的关系主要表现在津血同源,即同源于水谷精微,主要依赖于脾胃功能活动所化生,津和血之间可以互相转化。

六、气与津液的关系

气与津液的关系主要表现在气能生津,气能推动和激发脾胃功能,有助于脾胃运化水谷精微,津液源于水谷精气,故气是津液生成的物质基础和动力。气能行津,指气的运动变化是津液输布排泄的动力。气能摄津,是指气的固摄作用控制着津液的排泄。

第二章 心脑系常见病证

第一节 头　　痛

头痛是指由于外感或内伤而引起，导致脉络不畅或失养，清窍不利，以患者自觉头部疼痛为特征的一种常见病证。本病可单独出现，也可见于多种急、慢性疾病过程中，有时亦是某些相关疾病加重或恶化的先兆。若头痛属某一疾病过程中所出现的兼症，则不属本节讨论范围。

头痛之记载源于《黄帝内经》，在《素问·风论》中称之为“脑风”“首风”，提出外感内伤均可导致本病发生，如《素问·风论》曰：“新沐中风，则为首风”；《素问·五藏生成》云：“是以头痛巅疾，下虚上实”，并指出六经病变皆可导致头痛。

汉代张仲景在《伤寒论》中指出了太阳病、阳明病、少阳病、厥阴病头痛的见证，创立了不同头痛的治疗方药。李东垣在《东垣十书》中将头痛分为外感与内伤两类，根据病因和症状不同，指出头痛有湿热头痛、偏头痛、真头痛、气虚头痛、血虚头痛、厥逆头痛等，还在《黄帝内经》和《伤寒论》的基础上，补充了太阴头痛和少阴头痛，为头痛分经用药奠定了基础。

《丹溪心法·头痛》中又提出了痰厥头痛和气滞头痛，并指出头痛“如不愈各加引经药，太阳川芎，阳明白芷，少阳柴胡，太阴细辛，厥阴吴茱萸”，至今对临床仍有指导意义。

部分医著中还有“头风”的记载，实际上仍属于头痛。如《证治准绳·头痛》说：“医书多分头痛、头风为二门，然一病也，但有新久去留之分耳。浅而近者名头痛，其痛卒然而至，易于解散速安也；深而远者为头风，其痛作止不常，愈后遇触复发也。皆当验其邪所从来而治之。”

清代医家王清任在《医林改错·头痛》中论述血府逐瘀汤证时说:“头痛无表证,无里证,无气虚、痰饮等证,忽犯忽好,百方不效,用此方一剂而愈。”提出了瘀血导致头痛的学说。至此,对头痛的辨证施治理论已基本完备。

头痛见于西医学之内、外、精神、神经、五官等各科疾病中。本节主要讨论内科范畴的头痛,如血管性头痛、紧张性头痛、三叉神经痛、外伤后头痛、神经官能症等,其他各科头痛也可参考本节内容辨证论治。

一、病因病机

头痛的发生是因外感或内伤导致邪扰清窍,或脉络失养而为病。外感者以风邪为主,内伤者与肝、脾、肾关系密切。

(一)感受外邪

多由起居不慎,感受风寒湿热之邪,邪壅经络,气血受阻而发为头痛。因风为百病之长,“伤于风者,上先受之”“高巅之上,惟风可到”,故六淫之中以风邪为主要病因。

若夹寒邪,寒凝血滞,脉络不畅,不通则痛;若夹热邪,风热上炎,侵扰清窍而为头痛;若夹湿邪,风伤于巅,湿困清阳,蒙蔽清空而为头痛。若感湿较重,湿邪困脾,尚可致痰湿内生,清窍蒙蔽,形成外感与内伤并存。

(二)情志内伤

情志不遂,忧郁恼怒,肝失疏泄,郁而化火,上扰清窍,可发为头痛;若火郁日久,火盛伤阴,肝失濡养,肾精被伐,肝肾精血不能上承,也可引发头痛。

(三)先天不足或房事不节

先天禀赋不足或纵欲过度,可使肾精亏虚。肾主骨生髓,脑为髓海,肾精亏损日久,可致髓海空虚而为头痛。少数肾虚头痛与阴损及阳、清阳不升有关。

(四)饮食劳倦或久病体虚

饮食不节或劳倦过度可使中焦脾胃受伤,脾为气血生化之源,脾虚气血生化乏源,气血不能上荣脑髓脉络,则发为头痛。

久病、产后、失血等也可形成营血亏损,脑髓失充,脉络失荣而头痛。若脾失健运,痰湿内生,痰浊闭阻清窍,清阳不升,又可形成痰浊头痛。

(五)头部外伤或久病入络

跌仆闪挫,头部外伤,或久痛不解,均可导致气滞血瘀,脑络痹阻,不通则痛;久病瘀血不去,新血不生,常在瘀血之中夹有血虚,形成虚实错杂之证。

总之，头痛的病位虽在头，但病变涉及脾、肝、肾等脏腑，风、火、痰、瘀、虚为致病之主要因素，脉络阻闭、清窍失养为其主要病机。

二、诊断

(一)诊断要点

1.病史

常有感受外邪、情志不遂、劳倦过度、头部外伤等诱因，或有反复发作的病史。疼痛持续时间、发作频率、疼痛轻重等常与病程有关。病程长者多发作频繁、持续时间长、疼痛重；病程短者多偶尔发作、持续时间短、疼痛轻。

2.临床特征

突然发病或反复发作，以前额、额颞、巅顶、顶枕部或全头部疼痛为主症，多表现为跳痛、胀痛、昏痛、刺痛、隐痛等。有突然而作，痛无休止者；也有反复发作，时痛时止者；头痛发作可持续数分钟、数小时、数天或数周不等。

(二)辅助检查

外感头痛可伴有血常规异常，内伤头痛常有血压改变，必要时做脑脊液、脑电图检查，有条件者可做经颅多普勒、颅脑 CT 和 MRI 等检查，以排除器质性疾病。

(三)类证鉴别

本病应与下列头痛症状突出的疾病鉴别。

1.真头痛

表现为突然剧烈头痛，或持续痛而阵发加重，甚至呈喷射状呕吐不已，以致肢厥、抽搐，是临床急重症之一。

2.眩晕

眩晕与头痛可单独出现，也可同时出现。眩晕以头晕眼花，站立不稳，甚则天旋地转为主要特征，多为虚证，以内伤为主要病因；头痛以头部疼痛为主，多为实证，其病因有外感和内伤之分。

三、辨证要点

(一)辨疼痛轻重

一般来说，以外感者疼痛较重，内伤者疼痛较轻；寒厥头痛、偏头痛较重，气虚、血虚、肝肾阴虚头痛较轻；气虚头痛早晨加重；血虚头痛午后加重。

(二)辨疼痛性质

痰湿头痛多重坠或胀；肝火头痛多跳痛；寒厥头痛刺痛伴有寒冷感；阳亢者

头痛而胀；气血、肝肾阴虚者隐痛绵绵或空痛。

（三）辨部位

前额为阳明头痛，后部为太阳头痛，两侧为少阳头痛，巅顶为厥阴头痛。一般气血亏虚、肝肾阴虚以全头作痛为多；阳亢者痛在枕部，多连颈肌；寒厥者痛在巅顶；肝火者痛在两颞。

（四）辨影响因素

气虚头痛与过劳有关；肝火头痛因情志波动而加重；寒湿头痛常随天气变化而变化；肝阳上亢头痛常因饮酒或暴食而加重；肝肾阴虚者每随失眠加重而加重；偏头痛者常遇风寒则痛发。

（五）辨外感内伤

外感头痛起病急，一般疼痛较重，多表现为跳痛、灼痛、重痛、掣痛、胀痛，痛无休止，多有感邪病史，属实证；内伤头痛起病缓，一般疼痛较轻，多表现为隐痛、昏痛、空痛，痛势悠悠，时作时止，遇劳或情志刺激加重，属虚证或虚实错杂证。

四、中药治疗

本病的发生是因脉络痹阻或清窍失养而成，因此治疗时须以缓急止痛为基本原则。外感者宜祛邪活络，内伤者宜调理脏腑气血阴阳；实证者攻邪为主，虚证者补虚为要。

（一）外感头痛

1.风寒头痛

证候：起病较急，头痛剧烈，连及项背，恶风畏寒，遇风尤剧，口淡不渴；舌淡苔薄白，脉多浮紧。

证候分析：本证以风寒侵袭，脉络痹阻为主要病机。寒性收引凝滞，风寒袭表，脉络痹阻较甚，故头痛剧烈；风寒首犯太阳，太阳主一身之表，故见恶风畏寒、脉浮紧等表证；太阳经脉布于项背，故痛连项背；口淡不渴、脉浮紧均为风寒外袭之证。本证以头痛剧烈，连及项背，遇风尤剧，脉浮紧为辨证要点。

治法：疏风散寒。

方药：川芎茶调散加减。若风寒表证明显，重用川芎，加苏叶、生姜，减薄荷；鼻塞者加苍耳子、辛夷；素体阳虚，恶寒较重者，加制川乌、麻黄、桂枝。

若巅顶头痛，干呕，吐涎沫，甚则四肢厥冷，苔白，脉弦，为寒犯厥阴，治当温散厥阴寒邪，宜用吴茱萸汤加半夏、藁本、川芎。

若头痛、背冷、脉沉细或弦紧，为寒邪客于少阴，治当温散少阴寒邪，宜用麻黄附子细辛汤加白芷、川芎。

2.风热头痛

证候：头胀痛，甚则头痛如裂，发热或恶风，口渴喜饮，面红目赤，便秘溲黄；舌红苔黄，脉浮数。

证候分析：本证以风热上扰清窍，脑络失和为主要病机。风热上扰，故见头胀痛，甚则头痛如裂；风热袭表，故见发热或恶风，口渴喜饮；热伤津液，故见便秘溲黄；面红目赤、舌红苔黄、脉浮数均为风热袭表之象。本证以头胀痛，甚则头痛如裂，发热或恶风，舌红苔黄，脉浮数为辨证要点。

治法：疏风清热。

方药：芎芷石膏汤加减。热盛者去藁本，改用黄芩、薄荷、蔓荆子、山栀子辛凉清热；若热盛伤津，症见舌红少津，加知母、麦冬、石斛、天花粉清热生津；若大便秘结，口舌生疮，腑气不通者，合用黄连上清丸，以苦寒通腑泄热。

3.风湿头痛

证候：头痛如裹，肢体困重，胸闷纳呆，腹胀，或大便稀溏；苔白腻，脉濡滑。

证候分析：本证以风湿上蒙清窍，阻遏清阳为主要病机。湿性黏滞，易阻遏阳气，而头又为诸阳之会，故风湿最易致清阳不升而出导致现头痛如裹，肢体困重；湿邪最易困阻脾胃，故见胸闷纳呆，腹胀，便溏；苔白腻，脉濡滑均为湿象。本证以头痛如裹，肢体困重，苔白腻，脉濡滑为辨证要点。

治法：祛风胜湿。

方药：羌活胜湿汤加减。若症见胸闷纳呆、便溏，证属湿浊中阻，加苍术、厚朴、陈皮等燥湿宽中；若恶心呕吐者，加生姜、半夏、藿香等化浊降逆止呕；若身热汗出不畅，胸闷口渴，则为暑湿所致，宜用黄连香薷饮加藿香、佩兰等清暑化湿。

（二）内伤头痛

1.肝阳头痛

证候：头胀痛，眩晕，心烦易怒，或兼胁痛，夜寐不宁，口干口苦；舌红苔薄黄，脉沉弦有力。

证候分析：本证的病机主要是肝阳上亢，风阳上扰。虚阳亢于上，气血并走于头面，故见头胀痛；阳亢生风，故见眩晕；阳热有余，故见心烦易怒，夜寐不宁，口干口苦；舌红苔薄黄、脉沉弦有力均属肝阳上亢之证。本证以头胀痛，眩晕，舌红苔薄黄，脉沉弦有力为辨证要点。

治法：平肝潜阳。

方药：天麻钩藤饮加减。眩晕重者加生龙牡以加强重镇潜阳之力；若头痛朝轻暮重，或遇劳加剧，脉弦细，舌红苔薄少津，属肝肾阴虚，酌加生地黄、何首乌、女贞子、枸杞子、旱莲草滋养肝肾；失眠重者，加枣仁、柏子仁，配合琥珀粉冲服。

2.痰浊头痛

证候：头痛昏蒙，胸脘痞闷，呕恶痰涎；苔白腻，脉沉弦或沉滑。

证候分析：本证的病机主要是痰浊中阻，上蒙清窍。痰为阴邪，易阻滞气机，并可随气升降，若痰浊内盛，既可阻滞清阳上升，又可占据阳位而上蒙清窍，故可引起头痛昏蒙；痰湿中阻脾胃，脾失健运，升降失和，故见胸脘痞闷，呕恶痰涎；苔白腻、脉滑均为痰浊内盛之证。本证以头痛昏蒙，胸脘痞闷，呕恶，苔白腻为辨证要点。

治法：健脾化痰，降逆止痛。

方药：半夏白术天麻汤加减。若痰郁化热显著，症见舌苔黄腻、口干苦，加竹茹、枳实、黄芩清热燥湿化痰；胸脘痞闷重，加厚朴、枳壳、瓜蒌；呕恶痰涎，加生姜、砂仁、藿梗。

3.瘀血头痛

证候：头痛如刺，固定不移，经久不愈，或头部有外伤史；舌紫或有瘀斑、瘀点，苔薄白，脉沉细或细涩。

证候分析：本证的病机主要是瘀血阻窍，络脉不通，不通则痛。瘀血为有形之邪，阻滞经络较甚，故见头痛固定，痛如锥刺；瘀血化解较难，故多病势缠绵，经久不愈；舌紫脉涩均为瘀血之证。本证以头痛如刺，固定不移，舌紫或有瘀斑、瘀点，苔薄白，脉沉细或细涩为辨证要点。

治法：活血化瘀通窍。

方药：通窍活血汤加减。头痛日久酌加全蝎、蜈蚣等虫类药搜逐风邪、活络止痛；病久多伴气血两虚，可加四君子汤健脾益气，另加当归养血活血，以助活络化瘀之力；若因受风寒而头痛加重，可加细辛、桂枝，待痛缓再予调理。

4.血虚头痛

证候：头痛而晕，心悸不宁，失眠多梦，面色萎黄；舌淡苔薄白，脉沉细而弱。

证候分析：本证的病机主要是营血不足，脑络失养。“血主濡之”，血对各脏腑组织具有营养作用，血虚而头目失养则头痛而晕；心失所养则心悸失眠多梦；肌肤失养则面色萎黄；舌淡苔薄白、脉沉细而弱也是血虚之证。本证以头痛眩晕，心悸失眠多梦，舌淡苔薄白，脉沉细而弱为辨证要点。

治法：养血疏风止痛。

方药：加味四物汤加减。方以四物汤加菊花、蔓荆子组成，具有养血疏风之功，临证可酌加阿胶、龟板胶、鸡子黄等血肉有情之品；若心悸失眠，加龙眼肉、枣仁、远志、茯神；兼气虚者，加党参、黄芪，或以八珍汤加减。本证常有食少纳呆等脾虚见症，可酌加山楂、麦芽、神曲等助运化，以促气血化生。

5.气虚头痛

证候：头痛绵绵，遇劳则重，神疲乏力，面色㿠白，自汗，气短，畏风，食欲缺乏；舌淡苔薄，脉细无力。

证候分析：本证病机主要是气虚清阳不升，清窍失养。头为诸阳之会，清阳不升，头目失养，故头痛绵绵，面色㿠白；劳则气耗，故遇劳则重；气虚运化无力，故食欲缺乏；气虚鼓动无力，故神疲乏力，气短；气虚卫外不固，故自汗，畏风；舌淡苔薄、脉细无力亦属气虚之象。本证以头痛绵绵，遇劳加重，神疲乏力，舌淡苔薄，脉细无力为辨证要点。

治法：益气升清。

方药：顺气和中汤加减。以补中益气汤加细辛、蔓荆子、川芎组成，有益气升清止痛之功，为气虚头痛的有效方剂。自汗、气短、畏风者加五味子、煅牡蛎，或配合玉屏风散常服；若心悸失眠，属气血两虚，可加龙眼肉、枣仁、茯神，待痛减以归脾丸善后。

6.肾虚头痛

证候：头空痛，眩晕，耳鸣少寐，腰痛酸软，遗精，带下，神疲乏力；舌红少苔，脉沉细无力。

证候分析：本证的病机主要是肾精亏虚，髓海不足，脑失所养。脑为髓海，肾主骨生髓，肾虚髓海空虚，故头空痛，眩晕；肾虚腰府失养，故腰痛酸软，耳鸣少寐；肾气亏虚，精关、带脉不固，故遗精、带下；舌红少苔、脉沉细无力均为肾虚之象。本证以头空痛，眩晕，耳鸣少寐，舌红少苔，脉沉细无力为辨证要点。

治法：补肾养阴。

方药：大补元煎加减。眩晕重者加菊花、枸杞子、钩藤；遗精或带下者加芡实、煅牡蛎、益智仁；耳鸣重者加磁石、生龙骨、珍珠母；待病情好转，可常服杞菊地黄丸或六味地黄丸补肾阴、潜肝阳以巩固疗效。

若肾虚头痛，属肾阳不足者，多伴畏寒肢冷，小便清长，舌淡胖，脉沉细等证，可用右归丸加减以温补肾阳、填精补髓。若兼见外感寒邪者，可予麻黄附子细辛汤。

上述各证的治疗应根据头痛部位而选用不同的引经药，如太阳头痛选羌活、防风；少阳头痛选用川芎、柴胡；阳明头痛选白芷、葛根；太阴头痛选用苍术；少阴头痛选用细辛；厥阴头痛选用吴茱萸、藁本等。

此外，临床可见头痛如雷鸣，头面起核或憎寒壮热，名曰“雷头风”，多为湿热夹痰所致，宜用清震汤加味以清宣升散、除湿化痰。

另外还有偏头风，其病暴发，痛势甚剧，或左或右，或连及眼、齿，痛止如常人，又称偏头痛，此多为肝经风火所致，治宜平肝息风为主，可予天麻钩藤饮或羚角钩藤汤。

五、其他疗法

(1)风热头痛用银翘解毒片(丸)、羚翘解毒片、桑菊感冒冲剂、维C银翘片等。

(2)风湿头痛用藿香正气丸(水、液、软胶囊)。

(3)气虚头痛用补中益气丸。

(4)肾虚头痛用六味地黄丸、肾气丸、左归丸、右归丸等。

(5)血虚头痛用归脾丸。

六、预防与调护

(1)头痛在急性发作期应适当休息，保证睡眠，不宜食用炸烤辛辣等厚味生热助火食物，同时应限制烟酒。

(2)若患者精神紧张，情绪不稳，宜疏导劝慰以稳定情绪。

(3)在头痛缓解后应注意情志、饮食及寒温等的调护，以防复发。

(4)可根据中医辨证运用食疗、气功等辅助治疗。

第二节 眩　晕

眩晕是以目眩与头晕为主要表现的病证。目眩即眼花或眼前发黑，视物模糊；头晕即感觉自身或外界景物摇晃、旋转，站立不稳。两者常同时并见，故统称为“眩晕”。

一、历史沿革

眩晕最早见于《黄帝内经》，称为“眩冒”“眩”。《黄帝内经》对本病病因病机的论述主要包括外邪致病，如《灵枢·大惑论》说：“故邪中于项，因逢其身之虚……入于脑则脑转。脑转则引目系急，目系急则目眩以转矣。”因虚致病，如《灵枢·海论》说：“髓海不足，则脑转耳鸣，胫酸眩冒。”《灵枢·卫气》说“上虚则眩”。与肝有关，如《素问·至真要大论篇》云：“诸风掉眩，皆属于肝。”与运气有关，如《素问·六元正纪大论篇》云：“木郁之发……甚则耳鸣眩转。”

汉代张仲景对眩晕一病未有专论，仅有“眩”“目眩”“头眩”“身为振振摇”“振振欲擗地”等描述，散见于《伤寒论》和《金匮要略》中。其病因，或邪袭太阳，阳气郁而不得伸展；或邪郁少阳，上干空窍；或肠中有燥屎，浊气攻冲于上；或胃阳虚，清阳不升；或阳虚水泛，上犯清阳；或阴液已竭，阳亡于上；或痰饮停积胃中（心下），清阳不升等多个方面，并拟订出相应的治法方药。例如，小柴胡汤治少阳眩晕；刺大椎、肺俞、肝俞治太少并病之眩晕；大承气汤治阳明腑实之眩晕；真武汤治少阴阳虚水泛之眩晕；苓桂术甘汤、小半夏加茯苓汤、泽泻汤等治痰饮眩晕，等等，为后世论治眩晕奠定了基础。

隋、唐、宋代医家对眩晕的认识，基本上继承了《黄帝内经》的观点。如隋代巢元方《诸病源候论·风头眩候》说：“风头眩者，由血气虚，风邪入脑，而引目系故也……逢身之虚则为风邪所伤，入脑则脑转而目系急，目系急故成眩也。”唐代王焘《外台秘要》及宋代《圣济总录》亦从风邪立论。唐代孙思邈的《备急千金要方》则提出风、热、痰致眩的论点。在治疗方面，诸家方书在仲景方药的基础上，又有发展，如《外台秘要》载有治风头眩方 9 首，治头风眩方 7 首；《圣济总录》载有治风头眩方 24 首。

金元时期，对眩晕从概念、病因病机到治法方药等各个方面都有所发展。金代成无已在《伤寒明理论》中提出了眩晕的概念，还指出了眩晕与昏迷的鉴别：“伤寒头眩，何以明之？眊非毛而见其毛，眩非元（玄）而见其元（玄，黑色）。眊为眼花，眩为眼黑。眩也、运也、冒也，三者形俱相近。有谓之眩者，有谓之眩冒者；运为运转之运，世谓之头旋者是也矣；冒为蒙冒之冒，世谓之昏迷者是矣。”金代刘完素在《素问玄机原病式·五运主病》中给眩晕下的定义：“掉，摇也；眩，昏乱旋运也，”并主张眩晕的病因病机应从“火”立论：“所谓风气甚而头目眩运者，由风木旺，必是金衰，不能制木，而木复生火，风火皆属阳，多为兼化；阳主乎动，两动相搏，则为之旋转。”张子和则从“痰”立论，提出吐法为主的治疗方法，他在《儒门事亲》中说：“夫头风眩运……在上为之停饮，可用独圣散吐之，吐讫后，服清下辛凉之药。凡眩运多年不已，胸膈痰涎壅塞，气血颇实，吐之甚效。”李杲《兰室秘藏·头痛》所论恶心呕吐，不食，痰唾稠黏，眼黑头旋，目不能开，如在风云中，即是脾胃气虚、浊痰上逆之眩晕，主以半夏白术天麻汤。认为：“足太阴痰厥头痛，非半夏不能疗；眼黑头眩，风虚内作，非天麻不能除。”元代朱丹溪更力倡“无痰不作眩”之说，如《丹溪心法·头眩》说：“头眩，痰挟气虚并火，治痰为主，挟补气药及降火药。无痰则不作眩，痰因火动，又有湿痰者。”

明、清两代对眩晕的论述日臻完善。对眩晕病因病机的分析颇为详尽。如明代徐春甫的《古今医统大全·眩运门》以虚实分论，提出虚有气虚、血虚、阳虚之分；实有风、寒、暑、湿之别，并着重指出“四气乘虚”“七情郁而生痰动火”“淫欲过度，肾家不能纳气归元”“吐血或崩漏，肝家不能收摄营气”是眩晕发病之常见原因。刘宗厚《玉机微义》、李梴《医学入门》等书，对《黄帝内经》“上盛下虚”而致眩晕之论，作了进一步的阐述，认为“下虚者乃气血也，上盛者乃痰涎风火也”。张景岳则特别强调因虚致眩，认为：“无虚不能作眩”“眩运一证，虚者居其八九，而兼火兼痰者，不过十中一二耳”(《景岳全书·眩运》)。陈修园则在风、痰、虚之外，再加上火，从而把眩晕的病因病机概括为“风”“火”“痰”“虚”四字。此外，明代虞抟提出“血瘀致眩”的论点，值得重视。虞氏在《医学正传·眩运》中说：“外有因呕血而眩冒者，胸中有死血迷闭心窍而然。”对跌仆伤致眩晕已有所认识。

关于眩晕的治疗，此期许多著作，集前人经验之大成，颇为详尽。如《医学六要·头眩》即分湿痰、痰火、风痰、阴虚、阳虚、气虚、血虚、亡血、风热、风寒、死血等证候立方。《证治汇补》亦分湿痰、肝火、肾虚、血虚、脾虚、气郁、停饮、阴虚、阳虚。程国彭除总结了肝火、湿痰、气虚、肾水不足、命门火衰等眩晕的治疗大法外，并着重介绍了以重剂参、附、芪治疗虚证眩晕的经验。叶天士《临证指南医案·眩晕》华岫云按，认为眩晕乃“肝胆之风阳上冒”，其证有夹痰、夹火、中虚、下虚之别，治法亦有治胃、治肝之分。“火盛者先生用羚羊、山栀、连翘、天花粉、玄参、鲜生地黄、丹皮、桑叶以清泄上焦窍络之热，此先从胆治也；痰多者必理阳明，消痰如竹沥、姜汁、菖蒲、橘红、二陈汤之类；中虚则兼用人参，外台茯苓饮是也；下虚者必从肝治，补肾滋肝，育阴潜阳，镇摄之治是也”。

此外，元、明、清部分医家还认识到某些眩晕与头痛、头风、肝风、中风诸证之间有一定的内在联系，如朱丹溪云：“眩运乃中风之渐。”张景岳亦谓：“头眩有大小之异，总头眩也……至于中年之外，多见眩仆卒倒等证，亦人所常有之事。但忽运忽止者，人皆谓之头晕眼花；卒倒而不醒者，人必谓之中风中痰。”华岫云在《临证指南医案·眩晕门》按语中更明确地指出：“此证之原，本之肝风；当与肝风、中风、头风门合而参之。”这些论述也是值得注意的。

总之，继《黄帝内经》之后，经过历代医家的不断总结，使眩晕的证治内容更加丰富、充实。近代学者对前人的经验与理论进行了全面地整理，并在实践的基础上加以提高，在本病的辨证论治、理法方药等方面都有进一步的发展。

二、范围

眩晕作为临床常见症状之一，可见于西医学的多种病症。如椎-基底动脉供血不足、颈椎病、梅尼埃病、高血压、低血压、阵发性心动过速、房室传导阻滞、贫血、前庭神经元炎、脑外伤后综合征等。临床以眩晕为主要表现的疾病，或某些疾病过程中出现眩晕症状者，均可参考本节有关内容辨证论治。

三、病因病机

眩晕，以内伤为主，尤以肝阳上亢、气血虚损，以及痰浊中阻为常见。眩晕多系本虚标实，实为风、火、痰、瘀，虚则为气血阴阳之虚。其病变脏腑以肝、脾、肾为重点，三者之中，又以肝为主。

（一）肝阳上亢

肝为风木之脏，体阴而用阳，其性刚劲，主动主升，如《黄帝内经》所说："诸风掉眩，皆属于肝。"阳盛体质之人，阴阳平衡失其常度，阴亏于下，阳亢于上，则见眩晕；或忧郁、恼怒太过，肝失条达，肝气郁结，气郁化火，肝阴耗伤，风阳易动，上扰头目，发为眩晕；或肾阴素亏不能养肝，阴不维阳，肝阳上亢，肝风内动，发为眩晕。正如《临证指南医案·眩晕门》华岫云按："经云诸风掉眩，皆属于肝，头为六阳之首，耳目口鼻皆系清空之窍，所患眩晕者，非外来之邪，乃肝胆之风阳上冒耳。"

（二）肾精不足

脑为髓之海，髓海有余则轻劲多力，髓海不足则脑转耳鸣，胫酸眩晕。而肾为先天之本，主藏精生髓。若年老肾精亏虚；或因房事不节，阴精亏耗过甚；或先天不足；或劳役过度，伤骨损髓；或阴虚火旺，扰动精室，遗精频仍；或肾气亏虚，精关不固，滑泄无度，均使肾精不足而致眩晕。

（三）气血亏虚

脾胃为后天之本，气血生化之源，如忧思劳倦或饮食失节，损伤脾胃；或先天禀赋不足，或年老阳气虚衰，而致脾胃虚弱，不能运化水谷，生化气血；或久病不愈，耗伤气血；或失血之后，气随血耗。气虚则清阳不振，清气不升；血虚则肝失所养，虚风内动；皆能发生眩晕。如《景岳全书·眩晕》所说："原病之由有气虚者，乃清气不能上升，或汗多亡阳而致，当升阳补气；有血虚者，乃因亡血过多，阳无所附而然，当益阴补血，此皆不足之证也。"

（四）痰浊中阻

饮食不节、肥甘厚味太过损伤脾胃，或忧思、劳倦伤脾，以致脾阳不振，健运失职，水湿内停，积聚成痰；或肺气不足，宣降失司，水津不得通调输布，留聚而生痰；或肾虚不能化气行水，水泛而为痰；或肝气郁结，气郁湿滞而生痰。痰阻经络，清阳不升，清空之窍失其所养，则头目眩晕。若痰浊中阻更兼内生之风火作祟，则痰夹风火，眩晕更甚；若痰湿中阻，更兼内寒，则有眩晕昏仆之虑。

（五）瘀血内阻

跌仆坠损，头脑外伤，瘀血停留，阻滞经脉，而致气血不能荣于头目；或瘀停胸中，迷闭心窍，心神飘摇不定；或妇人产时感寒，恶露不下，血瘀气逆，并走于上，迫乱心神，干扰清空，皆可发为眩晕。如《医学正传·眩运》说："外有因坠损而眩运者，胸中有死血迷闭心窍而然。"

总之，眩晕反复发作，病程较长，多为本虚标实，并常见虚实之间相互转化。如发病初期，病程较短时多表现为实证，即痰浊中阻、瘀血内阻，或阴阳失调之肝阳上亢；若日久不愈，可转化为气血亏虚、肾精不足之虚证；也有气血亏虚、肾精不足所致眩晕者，反复发作，气血津液运行不畅，痰浊、瘀血内生，而转化为虚实夹杂证。痰浊中阻者，由于痰郁化火，煽动肝阳，则可转化为肝阳上亢或风挟痰浊上扰；由于痰浊内蕴，阻遏气血运行，日久可致痰瘀互结。

四、诊断与鉴别诊断

（一）诊断

1.发病特点

眩晕可见于任何年龄，但多见于40岁以上的中老年人。起病较急，常反复发作，或渐进加重。可以是某些病证的主要临床表现或起始症状。

2.临床表现

本证以目眩、头晕为主要临床表现，患者眼花或眼前发黑，视外界景物旋转动摇不定，或自觉头身动摇，如坐舟车，同时或兼见恶心、呕吐、汗出、耳鸣、耳聋、怠懈、肢体震颤等症状。

（二）鉴别诊断

1.厥证

厥证以突然昏倒，不省人事，或伴有四肢逆冷为主证，一般常在短时内苏醒，醒后无偏瘫、失语、口舌歪斜等后遗症。眩晕发作严重者，有欲仆或晕旋仆倒的现象，与厥证相似，但神志清醒。

2.中风

中风以猝然昏仆，不省人事，伴有口舌歪斜，半身不遂，言语謇涩为主症，或不经昏仆而仅以㖞僻不遂为特征。而眩晕仅以头晕、目眩为主要症状，不伴有神昏和半身不遂等症。但有部分中风患者以眩晕为起始症状或主要症状，需密切观察病情变化，结合病史及其他症状与单纯的眩晕进行鉴别。

3.痫病

痫病以突然仆倒，昏不知人，口吐涎沫，两目上视，四肢抽搐，或口中如作猪羊叫声，移时苏醒，醒后一如常人为特点。而眩晕无昏不知人，四肢抽搐等症状。痫病昏仆与眩晕之甚者似，且其发作前常有眩晕、乏力、胸闷等先兆，痫病发作日久之人，常有神疲乏力，眩晕时作等症状出现，故亦应与眩晕进行鉴别。

五、辨证

（一）辨证要点

1.辨虚实

眩晕辨虚实，首先要注意舌象和脉象，再结合病史和伴随症状。如气血虚者多见舌质淡嫩，脉细弱；肾精不足偏阴虚者，多见舌嫩红少苔，脉弦细数；偏阳虚者，多见舌质胖嫩淡暗，脉沉细、尺弱；痰湿重者，多见舌苔厚滑或浊腻，脉滑；内有瘀血者，可见舌质紫黯或舌有瘀斑瘀点，唇黯，脉涩。起病突然，病程短者多属实证；反复发作，缠绵不愈，或劳则诱发者多属虚证，或虚实夹杂证。

2.辨标本缓急

眩晕多属本虚标实之证，肝肾阴亏，气血不足，为病之本；痰、瘀、风、火为病之标。痰、瘀、风、火，其临床特征不同。如风性主动，火性上炎，痰性黏滞，瘀性留著等等，都需加以辨识。其中尤以肝风、肝火为病最急，风升火动，两阳相搏，上干清空，症见眩晕，面赤，烦躁，口苦，脉弦数有力，舌红，苔黄等，亟应注意，以免缓不济急，酿成严重后果。

（二）证候

1.肝阳上亢

症状：眩晕，耳鸣，头胀痛，易怒，失眠多梦，脉弦。或兼面红，目赤，口苦，便秘尿赤，舌红苔黄，脉弦数或兼腰膝酸软，健忘，遗精，舌红少苔，脉弦细数；或眩晕欲仆，泛泛欲呕，头痛如掣，肢麻震颤，语言不利，步履不正。

证候分析：肝阳上亢，上冒巅顶，故眩晕、耳鸣、头痛且胀，脉见弦象；肝阳升发太过，故易怒；阳扰心神，故失眠多梦；若肝火偏盛、循经上炎，则兼见面红，目赤，口苦，脉弦且数；火热灼津，故便秘尿赤，舌红苔黄；若属肝肾阴亏，水不涵木，肝阳上亢者，则兼见腰膝酸软，健忘遗精，舌红少苔，脉弦细数。若肝阳亢极化风，则可出现眩晕欲仆，泛泛欲呕，头痛如掣，肢麻震颤，语言不利，步履不正等风动之象。此乃中风之先兆,宜加防范。

2.气血亏虚

症状:眩晕,动则加剧,劳累即发,神疲懒言,气短声低,面白少华,或萎黄,或面有垢色,心悸失眠,纳减体倦,舌色淡,质胖嫩,边有齿印,苔薄白,脉细或虚大;或兼食后腹胀,大便溏薄,或兼畏寒肢冷,唇甲淡白;或兼诸失血证。

证候分析:气血不足,脑失所养,故头晕目眩,活动劳累后眩晕加剧,或劳累即发;气血不足,故神疲懒言,面白少华或萎黄;脾肺气虚,故气短声低;营血不足,心神失养,故心悸失眠;气虚脾失健运,故纳减体倦。舌色淡,质胖嫩,边有齿印,苔薄白,脉细或虚大,均是气虚血少之象。若偏于脾虚气陷,则兼见食后腹胀,大便稀溏。若脾阳虚衰,气血生化不足,则兼见畏寒肢冷,唇甲淡白。

3.肾精不足

症状:眩晕,精神萎靡,腰膝酸软,或遗精,滑泄,耳鸣,发落,齿摇,舌瘦嫩或嫩红,少苔或无苔,脉弦细或弱或细数。或兼见头痛颧红,咽干,形瘦,五心烦热,舌嫩红,苔少或光剥,脉细数;或兼见面色㿠白或黧黑,形寒肢冷,舌淡嫩,苔白或根部有浊苔,脉弱尺甚。

证候分析:肾精不足,无以生髓,脑髓失充,故眩晕,精神萎靡;肾主骨,腰为肾之府,齿为骨之余,精虚骨骼失养,故腰膝酸软,牙齿动摇;肾虚封藏固摄失职,故遗精滑泄;肾开窍于耳,肾精虚少,故时时耳鸣;肾其华在发,肾精亏虚故发易脱落。肾精不足,阴不维阳,虚热内生,故颧红,咽干,形瘦,五心烦热,舌嫩红、苔少或光剥,脉细数。精虚无以化气,肾气不足,日久真阳亦衰,故面色㿠白或黧黑,形寒肢冷,舌淡嫩,苔白或根部有浊苔,脉弱尺甚。

4.痰浊内蕴

症状:眩晕,倦怠或头重如蒙,胸闷或时吐痰涎,少食多寐,舌胖,苔浊腻或白厚而润,脉滑或弦滑,或兼结代。或兼见心下逆满,心悸怔忡,或兼头目胀痛,心烦而悸,口苦尿赤,舌苔黄腻,脉弦滑而数,或兼头痛耳鸣,面赤易怒,胁痛,脉弦滑。

证候分析:痰浊中阻,上蒙清窍,故眩晕;痰为湿聚,湿性重浊,阻遏清阳,故倦怠,头重如蒙;痰浊中阻,气机不利,故胸闷;胃气上逆,故时吐痰涎;脾阳为痰浊阻遏而不振,故少食多寐;舌胖、苔浊腻或白厚而润,脉滑、或弦滑、或兼结代,均为痰浊内蕴之征。若为阳虚不化水,寒饮内停,上逆凌心,则兼见心下逆满,心悸怔忡。若痰浊久郁化火,痰火上扰则头目胀痛,口苦;痰火扰心,故心烦而悸;痰火劫津,故尿赤;苔黄腻,脉弦滑而数,均为痰火内蕴之象。若痰浊夹肝阳上扰，则兼头痛耳鸣，面赤易怒，胁痛，脉弦滑。

5.瘀血阻络

症状：眩晕，头痛，或兼见健忘，失眠，心悸，精神不振，面或唇色紫黯。舌有紫斑或瘀点，脉弦涩或细涩。

证候分析：瘀血阻络，气血不得正常流布，脑失所养，故眩晕时作；头痛，面唇紫黯，舌有紫斑瘀点，脉弦涩或细涩均为瘀血内阻之征。瘀血不去，新血不生，心神失养，故可兼见健忘、失眠、心悸、精神不振。

六、治疗

（一）治疗原则

1.标本兼顾

眩晕多属本虚标实之证，一般在眩晕发作时以治标为主，眩晕减轻或缓解后，常须标本兼顾，如日久不愈，则当针对本虚辨治。

2.治病求本

眩晕的治疗应注意治疗原发病，如因跌仆外伤，鼻衄，妇女血崩、漏下等因失血而致的眩晕，应重点治疗失血；脾胃不健，中气虚弱者，应重在治疗脾胃。一般原发病得愈，眩晕亦随之而愈。辨证论治中应注意审证求因，治病求本。

（二）治法方药

1.肝阳上亢

治法：平肝潜阳，清火息风。

方药：天麻钩藤饮加减。本方以天麻、钩藤平肝风治风晕为主药，配以石决明潜阳，牛膝、益母草下行，使偏亢之阳气复为平衡；加黄芩、栀子以清肝火；再加杜仲、桑寄生养肝肾；夜交藤、茯神以养心神、固根本。

若肝火偏盛，可加龙胆草、丹皮以清肝泻热；或改用龙胆泻肝汤加石决明、钩藤等以清泻肝火。若兼腑热便秘者，可加大黄、芒硝以通腑泄热。

若肝阳亢极化风，宜加羚羊角（或羚羊角骨）、牡蛎、代赭石之属以镇肝息风，或用羚羊角汤加减（羚羊角、钩藤、石决明、龟甲、夏枯草、生地黄、黄芩、牛膝、白芍、丹皮）以防中风变证的出现。

若肝阳亢而偏阴虚者，加滋养肝肾之药，如牡蛎、龟甲、鳖甲、何首乌、生地黄、淡菜之属。若肝肾阴亏严重者，应参考肾精不足证结合上述化裁治之。

2.气血亏虚

治法：补益气血，健运脾胃。

方药：八珍汤、十全大补汤、人参养营汤等加减。

若偏于脾虚气陷者，用补中益气汤；若为脾阳虚衰，可用理中汤加何首乌、当归、川芎、肉桂等以温运中阳。

若以心悸、失眠、健忘为主要表现者，则以归脾汤为首选。血虚甚者，用当归补血汤，本方以黄芪五倍于当归，在补气的基础上补血，亦可加入枸杞子、山药之属，兼顾脾肾。

若眩晕由失血引起者，应针对失血原因而治之。如属气不摄血者，可用四君子汤加黄芪、阿胶、白及、三七之属；若暴失血而突然晕倒者，可急用针灸法促其复苏，内服方可用六味回阳饮，重用人参，以取益气回阳固脱之意。

3.肾精不足

治法：补益肾精，充养脑髓。

方药：河车大造丸加减。本方以党参、茯苓、熟地、天门冬、麦门冬大补气血而益真元，紫河车、龟甲、杜仲、牛膝以补肾益精血；黄檗以清妄动之相火。可选加菟丝子、山茱萸、鹿角胶、女贞子、莲子等以增强填精补髓之力。

若眩晕较甚者，可选加龙骨、牡蛎、鳖甲、磁石、珍珠母之类以潜浮阳。若遗精频频者，可选加莲须、芡实、桑螵蛸、沙苑子、覆盆子等以固肾涩精。

偏于阴虚者，宜补肾滋阴清热，可用左归丸加知母、黄檗、丹参。方中熟地、山茱萸、菟丝子、牛膝、龟甲补益肾阴；鹿角胶填精补髓；加丹参、知母、黄檗以清内生之虚热。

偏于阳虚者，宜补肾助阳，可用右归丸。方中熟地、山茱萸、菟丝子、杜仲为补肾主药；山药、枸杞子、当归补肝脾以助肾；附子、肉桂、鹿角胶益火助阳。可酌加巴戟天、淫羊藿、仙茅、肉苁蓉等以增强温补肾阳之力。

在症状改善后，可辨证选用六味地黄丸或金匮肾气丸，较长时间服用，以固其根本。

4.痰浊内蕴

治法：燥湿祛痰，健脾和胃。

方药：半夏白术天麻汤加减。方中半夏燥湿化痰，白术健脾去湿，天麻息风止头眩为主药；茯苓、甘草、生姜、大枣俱是健脾和胃之药，再加橘红以理气化痰，使脾胃健运，痰湿不留，眩晕乃止。

若眩晕较甚，呕吐频作者，可加代赭石、旋覆花、胆南星之类以除痰降逆，或改用旋覆代赭汤；若舌苔厚腻水湿盛重者，可合五苓散；若脘闷不食，加白蔻仁、砂仁化湿醒胃；若兼耳鸣重听，加青葱、石菖蒲通阳开窍；若脾虚生痰者可用六君子汤加黄芪、竹茹、胆南星、白芥子之属；若为寒饮内停者，可用苓桂术甘汤加干姜、附子、白芥子之属以温阳化寒饮，或用黑锡丹。

若为痰郁化火，宜用温胆汤加黄连、黄芩、天竺黄等以化痰泻热或合滚痰丸以降火逐痰。

若动怒郁勃，痰、火、风交炽者，用二陈汤下当归龙荟丸，并可随症酌加天麻、钩藤、石决明等息风之药。

若兼肝阳上扰者，可参用上述肝阳上亢之法治之。

5.瘀血阻络

治法：祛瘀生新，活血通络。

方药：血府逐瘀汤加减。方中当归、生地黄、桃仁、红花、赤芍、川芎等为活血化瘀主药；枳壳、柴胡、桔梗、牛膝以行气通络，疏理气机。若兼气虚，身倦乏力，少气自汗，宜加黄芪，且应重用(30～60 g)，以补气行血。

若兼寒凝，畏寒肢冷，可加附子、桂枝以温经活血。

若兼骨蒸劳热，肌肤甲错，可加丹皮、黄檗、知母，重用生地黄，去柴胡、枳壳、桔梗，以清热养阴，祛瘀生新。

若为产后血瘀血晕，可用清魂散，加当归、延胡索、血竭、没药，本方以人参、甘草益气活血；泽兰、川芎活血祛瘀；荆芥理血祛风，合当归、延胡索、血竭、没药等活血祛瘀药，全方具有益气活血、祛瘀止晕的作用。

(三)其他治法

1.单方验方

(1)五月艾生用 45 g，黑豆 30 g，煲鸡蛋服食；或川芎 10 g，鸡蛋 1 只，煲水服食；或桑葚子15 g，黑豆 12 g 水煎服。治血虚眩晕。

(2)羊头 1 个(包括羊脑)，黄芪 15 g，水煮服食，或胡桃肉 3 个，鲜荷蒂 1 枚捣烂，水煎服；或桑寄生 120 g 水煎服。治肾精不足眩晕。

(3)生地黄 30 g，钩藤 30 g，益母草 60 g，小蓟 30 g，白茅根 30 g，夏枯草60 g，山楂 30 g，红花 9 g，地龙 30 g，决明子 30 g，浓煎成 160 mL，每次服 40 mL，每天服 2 次。治瘀血眩晕。

(4)生明矾、绿豆粉各等分研末，用饭和丸如梧桐子大，每天早晚各服 5 丸，常服；或明矾 7 粒(如米粒大)，晨起空腹开水送下。治痰饮眩晕。

(5)假辣椒根(罗芙木根)30～90 g，或生芭蕉根 60～120 g，或臭梧桐叶 30 g，或棕树嫩叶15 g，或向日葵叶 30 g(鲜 60 g)，或地骨皮 30 g，或丹皮 45 g，或芥菜花 30～60 g，或杉树枝 30 g，或鲜车前草 90 g，或鲜小蓟根 30 g，或鲜马兜铃30 g，任选一种,水煎服,每天1剂。治肝阳眩晕。

(6)芹菜根10株,红枣10枚,水煎服,每天1剂,连服两星期;或新鲜柳树叶每天250 g,浓煎成100 mL,分2次服,6天为1个疗程;紫金龙粉每次服1 g,开水冲服;或决明子30 g,海带50 g,水煎服;或野菊花15 g,钩藤6 g,益母草15 g,桑枝15 g,苍耳草15 g,水煎服;或猪笼草60 g,糯稻根15 g,土牛膝15 g,钩藤15 g,水煎服;或茺蔚子30 g,玉兰花12 g,榕树寄生15 g,山楂子、叶各15 g,水煎服;或夏枯草、万年青根各15 g,水煎服;或小蓟草30 g,车前草30 g,豨莶草15 g,水煎服;或香瓜藤、黄藤藤、西瓜藤各15 g,水煎服;或桑寄生、苦丁茶、钩藤、荷叶、菊花各6 g,开水泡代茶。上述均每天1剂,治肝阳眩晕。

2.针灸

艾灸百会穴,可治各种虚证眩晕急性发作;针刺太冲穴,泻法,可治肝阳眩晕急性发作。

气血亏虚眩晕,可选脾俞、肾俞、关元、足三里等穴,取补法或灸之;肝阳上亢者,可选风池、行间、侠溪等穴,取泻法;兼肝肾阴亏者,加刺肝俞、肾俞,用补法;痰浊中阻者,可选内关、丰隆、解溪等穴,用泻法。

七、转归及预后

眩晕的转归,既包括病证虚实之间的变化,又涉及变证的出现。眩晕反复发作,日久不愈,常出现虚实转化。如气血亏虚者,日久可致气血津液运行不畅,痰瘀内生,而成虚实夹杂证;肝阳上亢者,木克脾土,脾失健运,痰湿内生,而转化为痰浊中阻证。

眩晕的预后,一般来说,与病情轻重和病程长短有关。若病情较轻,治疗护理得当,则预后多属良好。反之,若病久不愈,发作频繁,发作时间长,症状重笃,则难于获得根治。尤其是肝阳上亢者,阳愈亢而阴愈亏,阴亏则更不能涵木潜阳,阳化风动,血随气逆,夹痰夹火,横窜经隧,蒙蔽清窍,即成中风危证,预后不良。如突发眩晕,伴有呕吐或视一为二、站立不稳者,当及时治疗,防止中风的发生。少数内伤眩晕患者,还可因肝血、肾精耗竭,耳目失其荣养,而发为耳聋或失明之病证。

八、预防与护理

增强人体正气,避免和消除能导致眩晕发病的各种内、外致病因素。例如,坚持适当的体育锻炼,其中太极拳、八段锦及其他医疗气功等对预防和治疗眩晕均有良好的作用;保持心情舒畅、乐观,防止七情内伤;注意劳逸结合,避免体力和脑力的过度劳累;节制房事,切忌纵欲过度;饮食尽可能定时定量,忌暴饮暴食及过食肥甘厚味，或过咸伤肾之品；尽可能戒除烟酒。这些都是预防眩晕发病及发作的重要措施。注意产后的护理与卫生，对防止产后血晕的发生有重要意义。避免突然、剧烈的主动或被动的头部运动，可减少某些眩晕症的发生。

眩晕发病后要及时治疗，注意适当休息，症状严重者一定要卧床休息及有人陪伴或住院治疗，以免发生意外，并应特别注意生活及饮食上的调理。这些措施对患者早日康复是极为必要的。

第三节 中 风

中风是由于阴阳失调，气血逆乱，上犯于脑所引起的以猝然昏仆，不省人事，半身不遂，口眼㖞斜，语言不利为主症的病证。病轻者可无昏仆而仅见半身不遂及口眼㖞斜等症状。

由于本病发生突然，起病急骤，“如矢石之中的，若暴风之疾速。”临床见症不一，变化多端而速疾，与自然界“风性善行而数变”的特征相似，故古代医家取类比象而名之为“中风”；又因其发病突然，亦称之为“卒中”。

《黄帝内经》中有关中风的论述较详。在病名方面，依据症状表现和发病阶段不同而有不同的名称，如在卒中昏迷期间称为仆击、大厥、薄厥；半身不遂者则有偏枯、偏风、身偏不用、风痱等病名。在病因方面，认识到感受外邪、烦劳暴怒可以诱发本病，如《灵枢·刺节真邪》云：“虚邪偏客于身半，其入深，内居营卫，营卫稍衰则真气去，邪气独留，发为偏枯”。《素问·生气通天论》云：“阳气者，大怒则形气绝，而血菀于上，使人薄厥。”此外，还认识到本病的发生与体质、饮食有密切的关系。如《素问·通评虚实论》曾经明确指出：“……仆击，偏枯……肥贵人则膏粱之疾也。”这些论述至今仍有指导意义。

在《黄帝内经》之后，历代医家对中风病因和治法的探讨大体可划分为两个阶段。在唐宋以前以“外风”学说为主，多从“内虚邪中”立论；唐宋以后，特别是金元时期，突出以“内风”立论，是中风病因学说的一大转折。刘河间主“心火暴盛”，李东垣认为属“正气自虚”，朱丹溪主张“湿痰生热”。元代王履提出“真中”“类中”病名。明代张景岳认为本病与外风无关而倡导“非风”之说，并提出“内伤积损”的论点。明代医家李中梓将中风中脏腑明确分为闭、脱二证。以内风立论是中风病防治的进步，清代叶天士始明确以“内风”立论，并提出滋液息风、补阴潜阳以及开闭、固脱等法。王清任指出中风半身不遂、偏身麻木是由于气虚血瘀所致，立补阳还五汤治疗偏瘫，至今仍为临床常用。近代医家张伯龙、张山雷等总结前人经验，进一步探讨发病机制，认识到本病的发生主要在于肝阳化风，气血并逆，直冲犯脑，中风的病因病机和治法认识渐趋深化。

当代学者在中风病因学与辨证论治规范的研究方面做了继往开来的工作，特别是20世纪80年代以后，随着《中风病诊断疗效评定标准》及《中风病辨证诊断标准》等行业文件的发布实施，标志着我国对中风病的研究，特别是在中风病辨证诊断的客观化、定量化方面已进入一个新的发展水平。

根据中风的临床表现特征，西医学的急性脑血管疾病与之相近，包括缺血性中风和出血性中风，其他如短暂性脑缺血发作、局限性脑梗死、原发性脑出血和蛛网膜下腔出血等，均可参照本节进行辨证论治。

一、病因病机

本病多是在气血阴阳亏损的基础上，复因劳逸失度、情志不遂、饮酒饱食或外邪侵袭等触发，引起脏腑阴阳失调，血随气逆，肝阳暴张，内风旋动，夹痰夹火，横窜经脉，蒙蔽神窍，从而发生猝然昏仆、半身不遂诸症。

(一)内伤积损

素体阴亏血虚，阳盛火旺，风火易炽，或久患消渴、眩晕之病或年老体衰，肝肾阴虚，肝阳偏亢，复因将息失宜，致使阴虚阳亢，气血上逆，上蒙神窍，突发本病。正如《景岳全书·非风》所言：“卒倒多有昏聩，本皆内伤积损颓败而然”。

(二)劳欲过度

《素问·生气通天论》说：“阳气者，烦劳则张”，人身之阳气若扰动太过，则亢奋不敛，烦劳过度，形神失养，耗气伤阴，易使阳气暴张，引动风阳上旋，血随气逆，壅阻清窍；纵欲过度，房事不节，耗伤肾水，水亏于下，火旺于上，水不制火，则阳亢风动。

(三)饮食不节

饮食无节制，嗜食肥甘厚味、辛香炙爝之物，或饮酒过度，致使脾失健运，聚湿生痰，痰湿生热，热极生风，导致风火痰热内盛，窜犯络脉、上阻清窍而发病。此即《丹溪心法·论中风》所言：“湿土生痰，痰生热，热生风也。”

(四)情志所伤

五志过极，心火暴盛，可引动内风而发卒中，临床上以郁怒伤肝为多。平素忧郁恼怒，情志不畅，肝气不舒，气郁化火，则肝阳暴亢，引动心火，气血上冲于脑，神窍闭阻，遂致卒倒。或长期烦劳过度，精神紧张，阴精暗耗，虚火内燔，日久导致肝肾阴虚、阳亢风动。此外，素体阳盛、心肝火旺之青壮年人亦有遇怫郁而阳亢化风，以致突然发病者。

（五）气虚邪中

气血不足，脉络空虚，尤其在气候突变之际，风邪乘虚入中，气血痹阻，或痰湿素盛，形盛气衰，外风引动内风，痰湿闭阻经络而致㖞僻不遂。

（六）气候变化

本病虽一年四季均可发病，但发病常与气候骤变有关，一是入冬骤然变冷，寒气入侵，寒伤阳气，凝滞血脉，使气血逆乱、脑脉失养、脑络痹阻而发病；二是春季厥阴风木主令，内应于肝，风阳易动，气血逆乱而易导致本病发生。

中风的形成虽有上述各种原因，但其基本病机总属阴阳失调，气血逆乱。病位在脑，与肝、肾密切相关；病理基础则为肝肾阴虚，因肝肾之阴下虚，则肝阳易于上亢，复加饮食起居不当、情志刺激或感受外邪，气血上冲于脑，神窍闭阻，故猝然昏仆，不省人事。

中风的病理因素主要为风、火、痰、气、瘀，其形成与脏腑功能失调有关。如肝肾阴虚，阳亢化火生风，或五志化火动风；脾失健运，痰浊内生，或火热炼液为痰；暴怒使血菀于上，或气虚无力推动，皆可致瘀血停滞。五者之间可互相影响或兼见同病，如风火相煽、痰瘀互结等。严重时风阳痰火与气血阻于脑窍，横窜经络，出现昏仆、失语、㖞僻不遂。

病理性质多属本虚标实。肝肾阴虚、气血衰少为致病之本，风、火、痰、气、瘀为发病之标，两者可互为因果。发病之初邪气鸱张，风阳痰火炽盛，气血上菀，故以标实为主；如病情剧变，在病邪的猛烈攻击下，正气急速溃败，可以正虚为主，甚则出现正气虚脱。后期因正气未复而邪气独留，可留后遗症。

由于病邪所阻病位浅深以及病情轻重的不同，在病理变化和临床表现上又有中经络和中脏腑之别，轻者中经络，重者中脏腑。若肝风夹痰横窜经络，血脉瘀阻，气血不能濡养机体，则见中经络之证，表现为半身不遂，口眼㖞斜，不伴神志障碍；若风阳痰火蒙蔽神窍，气血逆乱，上冲于脑，则见中脏腑重证，络损血溢、瘀阻脑络而致猝然昏倒、不省人事。中脏腑者因邪正虚实的不同而有闭、脱之分及由闭转脱的演变。

中风的发生病机虽然复杂，但归纳起来不外乎虚（阴虚、血虚）、火（肝火、心火）、风（肝风、外风）、痰（风痰、湿痰）、气（气逆、气滞）、瘀（血瘀）六端。

二、诊断

(一)诊断要点

1.病史

多发于40岁以上年龄段的人群,发病前多有头晕、头痛、肢体一侧麻木等先兆症状,常有眩晕、头痛、心悸等病史,发病多有情志失调、饮食不当或劳累等诱因。

2.证候特征

具有突然昏仆,不省人事,半身不遂,偏身麻木,口眼㖞斜,言语謇涩等特定的临床表现。轻证仅见眩晕,偏身麻木,口眼㖞斜,半身不遂等。

3.辅助检查

中风与西医急性脑血管病相近,临床可做脑脊液、眼底及CT、MRI等检查。短暂性脑缺血发作检查无明显异常。局限性脑梗死患者脑脊液压力不高,常在正常范围,蛋白质含量可升高,头颅CT和MRI可显示梗死区。出血性中风在起病后1周CT能正确诊断大脑内直径在1 cm或更大的血肿。对于脑干内小的血肿或血块已变为和脑组织等密度时,MRI的诊断比CT可靠。原发性蛛网膜下腔出血主要原因为动脉瘤破裂和动静脉血管畸形,早期CT扫描可显示破裂附近脑池或脑裂内有无凝血块、脑内或硬膜下血肿,以及是否合并脑出血。MRI对原发性蛛网膜下腔出血的诊断并不可靠,在无CT的条件下,可谨慎进行脑脊液检查。

(二)类证鉴别

1.中风与口僻

口僻俗称吊线风,主要症状是口眼㖞斜,但常伴耳后疼痛、口角流涎、言语不清,而无半身不遂或神志障碍等表现,多因正气不足,风邪入脉络,气血痹阻所致,不同年龄人群均可罹患。

2.中风与厥证

厥证也有突然昏仆、不省人事之表现。一般而言,厥证神昏时间短暂,发作时常伴有四肢逆冷,移时多可自行苏醒,醒后无半身不遂、口眼㖞斜、言语不利等表现。

3.中风与痉证

痉证以四肢抽搐、项背强直,甚至角弓反张为主症,发病时也可伴有神昏,须与中风闭证相鉴别。但痉证之神昏多出现在抽搐之后,而中风患者多在起病时即有神昏，而后可以出现抽搐。痉证抽搐时间长，中风抽搐时间短。痉证患者无半身不遂、口眼㖞斜等症状。

4.中风与痿证

痿证可以有肢体瘫痪、活动无力等类似中风之表现。中风后半身不遂日久不能恢复者，亦可见肌肉瘦削、筋脉弛缓，两者应予以区别。但痿证一般起病缓慢，以双下肢瘫痪或四肢瘫痪，或肌肉萎缩，筋惕肉瞤为多见；而中风的肢体瘫痪多起病急骤，且以偏瘫不遂为主。痿证起病时无神昏，中风则常有不同程度的神昏。

5.中风与痫病

痫病发作时起病急骤，突然昏仆倒地，与中风相似。但痫病为阵发性神志异常的疾病，卒发仆地时常口中作声如猪羊啼叫，四肢频抽而口吐白沫；中风则仆地无声，一般无四肢抽搐及口吐涎沫的表现。痫病之神昏多为时短暂，移时可自行苏醒，醒后一如常人，但可再发；中风患者昏仆倒地，其神昏症状严重，持续时间长，难以自行苏醒，须及时治疗方可逐渐清醒。中风多伴有半身不遂、口眼㖞斜等症，亦与痫病不同。

三、辨证论治

（一）辨证要点

1.辨病期

根据病程长短，分为三期。急性期为发病后 2 周以内，中脏腑者可至 1 个月；恢复期指发病 2 周后或 1 个月至半年内；后遗症期指发病半年以上。

2.辨中经络、中脏腑

中经络者虽有半身不遂、口眼㖞斜、语言不利，但意识清楚；中脏腑则昏不知人，或神志昏糊、迷蒙，伴见肢体不用。

3.辨闭证与脱证

闭证属实，因邪气内闭清窍所致，症见神志昏迷、牙关紧闭、口噤不开、两手握固、肢体强痉等。其中阳闭有瘀热痰火之象，如身热面赤、气粗鼻鼾、痰声如拽锯、便秘溲黄、舌苔黄腻、舌绛干，甚则舌体卷缩，脉弦滑而数；阴闭有寒湿痰浊之证，如面白唇紫、痰涎壅盛、四肢不温、苔白腻、脉沉滑等。脱证属虚，乃五脏真阳散脱、阴阳即将离绝之候，临床可见神志昏聩无知、目合口开、四肢松懈瘫软、手撒肢冷汗多、二便自遗、鼻息低微等。此外，还有阴竭阳亡之分，并可相互关联。

4.辨病理性质

急性期重在辨别标实证候。若素患头痛、眩晕等症,突然发生半身不遂,甚或神昏,抽搐,肢体强痉拘急,属内风动越;若发病后咳痰较多,或神昏而喉中痰鸣,舌苔厚腻,属痰浊壅盛;若面红目赤,口干口苦,甚或项强身热,燥扰不宁,大便秘结,小便黄赤,则以邪热为主;若肢体拘挛疼痛,痛处不移,舌质紫黯,有瘀点瘀斑,面色黧黑,多属血瘀。恢复期及后遗症期重在辨识本虚。若见肢体瘫软,手足肿胀,气短自汗者,多属气虚;若有畏寒肢冷,多为阳气虚衰的表现;若见心烦少寐,口干咽干,手足心热,舌红少苔,多属阴虚内热。

(二)治疗原则

中经络者以平肝息风、化痰祛瘀通络为主。中脏腑之闭证,治当息风清火、豁痰开窍、通腑泄热;脱证急宜救阴回阳固脱;对内闭外脱之证,则须醒神开窍与扶正固脱兼用。恢复期及后遗症期多为虚实兼夹,当扶正祛邪,标本兼顾,平肝息风,化痰祛瘀与滋养肝肾、益气养血并用。

(三)分证论治

1.中经络

(1)风痰入络证:肌肤不仁,手足麻木,突发口眼㖞斜,言语不利,口角流涎,舌强语謇,甚则半身不遂;或兼见肢体拘挛,关节酸痛等症;舌质暗红,舌苔薄白、脉浮数,或见舌苔黄腻,脉滑数。

证候分析:本证以脉络空虚,风痰乘虚入中,气血闭阻为基本病机。患者素体气血不荣络脉,使络脉空虚,故见肌肤不仁,手足麻木;在此基础上由于风痰搏结于络脉则成“真气去,邪气独留”之状,使血脉闭阻、气血不通而突发口眼㖞斜,言语不利,口角流涎,舌强语謇,甚则半身不遂;经络不畅,气血不濡筋脉,故见肢体麻木,关节酸痛;舌质暗红为络脉不和之象,脉浮数示风痰阻于络脉,如脉见滑数则为痰浊内盛化热,热极生风,风痰阻于络脉。本证以肌肤不仁,手足麻木,突发半身不遂,肢体拘急,口眼㖞斜为辨证要点。

治法:祛风化痰通络。

方药:大秦艽汤。语言不清者,再加菖蒲、远志祛痰宣窍;痰瘀交阻,舌紫有瘀斑,脉细涩者,可酌加丹参、桃仁、红花、赤芍等活血化瘀;若烦躁不安,舌苔黄腻,脉滑数者,可加黄芩、栀子以清热泻火。

(2)风阳上扰证:平素头晕头痛,耳鸣目眩,突然发生口眼㖞斜,舌强语謇,或手足重滞,甚则半身不遂;面红目赤,心烦易怒,口苦咽干,便秘尿黄;舌质红苔黄,脉弦或弦数。

证候分析：本证以阳亢化风、横窜络脉为基本病机。素体肝旺，肝阳偏亢，故时有头晕头痛，耳鸣目眩；如逢情志不遂，肝郁化火，或过食辛辣烟酒刺激之品，致肝阳骤亢，阳化风动，夹痰横窜经络，可致半身不遂，肢体强痉，口舌歪斜，言语不利；风阳上扰清窍，则见面红目赤；肝经郁热则见口苦咽干，易怒，便秘尿黄；肝火扰心则心中烦热易怒；舌质红或绛，苔黄或黄燥，脉弦或弦数均为肝阳上亢、肝经实火之征。本证以头晕头痛，面红目赤，心烦易怒，舌红脉弦为辨证要点。

治法：平肝潜阳，活血通络。

方药：天麻钩藤饮加减。伴有痰浊，胸闷，恶心，苔腻，加陈胆星、郁金；头痛较重，加羚羊角、夏枯草以清肝息风；腿足重滞，加杜仲、桑寄生补益肝肾。

(3)阴虚风动证：半身不遂，口眼㖞斜，言语不利，手足心热，肢体麻木；五心烦热，失眠，眩晕耳鸣；舌质红或暗红，苔少或光剥无苔，脉弦细或弦细数。

证候分析：本证以肝肾阴虚，风阳内动，风痰瘀阻经络为基本病机。肝为刚脏，体阴而用阳，内寄相火，赖肾水以濡养。若房劳过度，精血暗耗，或久病失养，或操劳过度，精神紧张，耗伤真阴，皆令阴不足而阳有余，阴不制阳，相火妄动，虚风内生，虚风上扰，横窜经络，故见半身不遂，口眼㖞斜，言语不利；阴血不足，经脉失养，则肢体麻木；阴虚则生内热，虚热内扰，则心烦不寐，五心烦热；肾精不足，脑髓不充，则头晕耳鸣；舌质红、苔少或无苔、脉弦细数为阴虚内热之象，舌暗为挟瘀血之征。本证以眩晕耳鸣，五心烦热，舌红苔剥为辨证要点。

治法：滋阴潜阳，镇肝息风。

方药：镇肝熄风汤。痰热较重，苔黄腻，泛恶，加胆星、竹沥、川贝母清热化痰；阴虚阳亢，肝火偏旺，心中烦热，加栀子、黄芩清热除烦。

2.中腑脏

(1)闭证：闭证的主要症状是突然昏仆，不省人事，牙关紧闭，口噤不开，两手握固，大小便闭，肢体强痉。

1)阳闭(痰火闭窍证)：突然昏仆，不省人事，半身不遂，肢体强痉拘急，口舌㖞斜；鼻鼾痰鸣，面红目赤，或见抽搐，两目直视，项背身热，躁扰不宁，大便秘结；舌质红或红绛，苔黄腻或黄厚干，脉滑数有力。

证候分析：本证以痰火壅盛，气血上逆，神窍闭阻为基本病机。患者素有肝阳偏盛或素体肥胖，痰湿内盛，日久痰湿郁而化热，复因劳累、饮食偏嗜、七情过极等致心火炽盛，痰随火升，上逆闭阻清窍而发病。痰火闭窍，故见昏倒，不省人事，半身不遂，肢体强痉拘急，口舌㖞斜，面红目赤，两目直视，甚则抽搐；痰火上扰，气道受阻，故鼻鼾痰鸣；痰火扰心则躁扰不宁；痰火内结阳明，腑气不通，故项背身热，大便秘结；舌质红、苔黄腻或黄厚干、脉滑数有力为痰火内盛之象。本证以鼻鼾痰鸣，面红目赤，项背身热，大便秘结，舌红或绛，舌苔黄腻或厚干为辨证要点。

治法：清热涤痰，醒神开窍。

方药：羚羊角汤配合安宫牛黄丸鼻饲。痰热盛者加鲜竹沥汁、胆南星、猴枣散以清热化痰；火盛者加黄芩、山栀子、石膏以清热泻火；烦扰不宁者加石菖蒲、郁金、远志、珍珠母以化痰开窍、镇心安神；大便秘结，口臭，腹胀满，日晡潮热者，合大承气汤以通腑泄热。安宫牛黄丸有辛凉开窍醒脑之效，每6～8小时灌服或鼻饲1～2丸。或用清开灵注射液40 mL加入5%葡萄糖液中静脉滴注，每天2～3次。合而有清热息风、育阴潜阳、开窍醒神之功。

2)阴闭(痰湿蒙窍证)：突然昏仆，不省人事，半身不遂，肢体松懈，口舌㖞斜；痰涎壅盛，面白唇暗，四肢不温，甚则逆冷；舌质暗淡，苔白腻，脉沉滑或缓。

证候分析：本证以痰浊偏盛，上壅清窍，内蒙心神，神机闭塞为基本病机。患者素体气弱痰盛，或年老体衰，气不化津，致痰湿内生，复因劳累、过食辛辣烟酒及情志不调而引动痰湿，痰湿上犯，蒙蔽清窍，故见昏仆、不省人事；痰湿流窜经络而见半身不遂，口舌歪斜；湿性黏滞重着，故见肢体松懈；痰湿之邪易伤阳气，阻遏气机，阳气受郁，故见四肢不温，甚则逆冷；卫阳之气不充肌肤，故面白唇暗；舌质暗淡、苔白腻、脉沉滑或沉缓为阳气不足、湿痰内盛之证。本证以痰涎壅盛，面白唇暗，四肢不温，舌质暗淡，苔白腻为辨证要点。

治法：燥湿化痰，醒神开窍。

方药：涤痰汤配合苏合香丸鼻饲。苏合香丸每天3～4次，每次1～2丸，与涤痰汤合用有燥湿化痰、醒神开窍之效。舌暗有瘀斑、脉涩者加桃仁、红花、丹参以活血化瘀；四肢厥冷者加制附子、桂枝、细辛以温阳散寒；兼有风象者可加天麻、钩藤以平肝息风。

(2)脱证(阴竭阳亡)：突然昏仆，不省人事，汗出如珠，目合口张，肢体瘫软，手撒肢厥，气息微弱，面色苍白，瞳神散大，二便失禁；舌质淡紫，或舌体卷缩，苔白腻，脉微欲绝。

证候分析：本证多由中风闭证转化而来，邪实而正衰，元气衰微，阴阳欲绝是本证的基本病机。久病脏腑精气已衰，复因情志失调、饮食不节等诱因，突致阳浮于上，阴竭于下，阴阳离决。元气已脱，神志失守，故见神昏；五脏精气藏于内而开窍于外，五脏真气脱，四肢百骸皆无真气充养而失用，冷汗淋漓为心气绝，目合口开为脾气绝，舌卷囊缩、瞳孔散大为肝气绝，气息低微为肺气绝，二便自遗为肾气绝；肢体瘫软，手撒肢厥，面色苍白，舌质淡紫为真阳外脱、阴寒凝滞之证；阳气大虚，脉道鼓动乏力，故见脉微欲绝。本证以昏仆不省人事，汗出，目合口张，肢体瘫软，瞳神散大为辨证要点。

治法：益气回阳，扶正固脱。

方药：参附汤。汗出不止者加黄芪、煅龙骨、煅牡蛎、五味子以敛汗固脱；兼有瘀滞者，加丹参、赤芍；真阴不足，阴不敛阳致虚阳外越，或上证使用参附汤后见面赤足冷、虚烦不安、脉极虚弱或突现脉大无根者，是阳气稍复而真阴不足，此为阴虚阳脱之证，当以地黄饮子填补真阴、温壮肾阳。本证可用参麦注射液或生脉注射液静脉滴注。如生脉注射液 20～40 mL 静脉注射，15 分钟一次，直至厥脱恢复。本证为中风临终证候，病情多凶险，应采用综合治疗措施救治。

3.恢复期

中风急性阶段经抢救治疗，若神志渐清，痰火渐平，饮食稍进，渐入恢复期，但后遗症有半身不遂、口眼㖞斜、言语謇涩或失音等。此时仍须积极治疗并加强护理。

针灸与药物治疗并进可以提高疗效。药物治疗根据病情可采用标本兼顾或先标后本等治法，治标宜搜风化痰、通络行瘀；肝阳偏亢者可采用平肝潜阳法。治本宜补益气血、滋养肝肾或阴阳并补。

(1)风痰瘀阻证：口眼㖞斜，舌强语謇或失语，半身不遂，肢体麻木；苔滑腻，舌暗紫，脉弦滑。

证候分析：本证以风痰阻络，经脉瘀阻为基本病机。风痰阻络，则口眼㖞斜；阻于心络，则舌强语謇，甚或失语；风痰流窜经络，血脉运行不利，故半身不遂，肢体麻木；苔滑腻、舌暗紫、脉弦滑皆为风、痰、瘀留阻所致。本证以肢体麻木，舌暗红，苔滑腻，脉弦滑为辨证要点。

治法：搜风化痰，行瘀通络。

方药：解语丹加减。若痰热偏盛者，加全瓜蒌、竹茹、川贝母清化痰热；兼有肝阳上亢，头晕头痛，面赤，苔黄舌红，脉弦劲有力，加钩藤、石决明、夏枯草平肝息风潜阳；咽干口燥者加天花粉、天冬养阴润燥。

(2)气虚络瘀证：肢体偏枯不用，肢软无力，面色萎黄；舌质淡紫或有瘀斑，苔薄白，脉细涩或细弱。

证候分析：本证以气血亏虚，络脉瘀阻为基本病机。气虚不能推动血液运行，血郁成瘀，脉阻络痹，则肢体偏废不用；气血亏虚，肌肤失荣，故面色萎黄；舌淡、脉细弱为气虚之证；舌有紫斑、脉细涩则为血瘀之象。本证以肢软无力，面色萎黄,舌淡紫或有瘀斑,脉细涩为辨证要点。

治法:益气养血,化瘀通络。

方药:补阳还五汤加减。若血虚甚,加枸杞、鸡血藤、制首乌以补血;肢冷,阳失温煦者,加桂枝温经通脉;腰膝酸软者加川断、桑寄生、杜仲以壮筋骨、强腰膝。

(3)肝肾亏虚证:半身不遂,患肢僵硬拘挛变形,舌强不语,或偏瘫,肢体肌肉萎缩;舌红脉细,或舌淡红,脉沉细。

证候分析:本证以肝肾亏虚,经脉失养为基本病机。肝肾亏虚,阴血不足,筋脉失养,则患侧肢体拘挛变形;肾虚精气不能上承,则舌暗不语;精血虚衰,筋脉失养,则肌肉渐见萎缩;舌红、脉细为肝肾精血耗伤之证;若舌质淡红、脉沉细,则为肾之阴阳皆虚。本证以患肢僵硬拘挛变形,肌肉萎缩,舌红脉细为辨证要点。

治法:滋养肝肾。

方药:左归丸、地黄饮子加减。若腰酸腿软较甚,加杜仲、桑寄生、牛膝补肾壮腰;肾阳虚,加巴戟天、苁蓉补肾益精;加附子、肉桂引火归原;夹有痰浊,加菖蒲、远志、茯苓化痰开窍。

四、其他疗法

(一)中成药

1.清开灵注射液

清热解毒,化痰通络,醒神开窍。肌内注射,每天 2～4 mL。静脉滴注可将 20～40 mL 加入 5%葡萄糖注射液 250～500 mL 中,每天 1～2 次。

2.醒脑静脉滴注射液

清热泻火,凉血解毒,开窍醒神。肌内注射,每天 1～2 次,每次 2～4 mL。静脉滴注可用10～20 mL加入 5%葡萄糖注射液 250～500 mL 中,每天 1 次。

3.灯盏细辛注射液

活血通络。肌内注射,每次 4 mL,每天 2～3 次;或静脉滴注,可用 20～40 mL加入 0.9%氯化钠注射液 250～500 mL 中,每天 1 次,14 天为 1 个疗程。

4.安宫牛黄丸

清热解毒,镇惊开窍,适用于阳闭证。每次 1 丸,每天 1 次,口服或鼻饲。

5.苏合香丸

芳香开窍,行气止痛。适用于脑卒中属阴闭证者。每次 1 丸,每天 1～2 次口服。

6.速效牛黄丸

清热解毒,开窍镇惊,适用于痰火内盛的阳闭证。每次 1 丸,每天 2 次口服。

7.醒脑再造丸

化痰醒脑,祛风活络。适用于神志不清,语言謇涩,肾虚痿痹,筋骨酸痛,手足拘挛,半身不遂等。每次1 丸,每天 2~3 次口服。

8.麝香抗栓胶囊

通络活血,醒脑散瘀。适用于中风半身不遂,言语不清,手足麻痹,头痛,目眩等。每次 4 粒,每天 3 次口服。

(二)针灸治疗

1.神昏

闭证者可刺人中,或十宣放血;属脱证者灸关元、气海、神阙。

2.半身不遂

上肢针曲池、外关、合谷等;下肢针环跳、委中、阳陵泉、足三里、太冲等。

3.言语謇涩或不语

针刺廉泉、哑门等。

(三)推拿

推拿适用于中风急性期或恢复期的半身不遂,尤其是半身不遂的重症。其手法为推、攘、按、捻、搓、拿、擦。取穴有风池、肩井、天宗、肩髃、瞳池、手三里、合谷、环跳、阳陵泉、委中、承山。以患侧颜面、背、四肢为重点。

(四)功能训练

功能训练是中风病治疗中的重要措施之一,特别是早期规范的功能康复治疗对患者肢体功能的恢复有十分重要的作用,功能训练主要针对患者的半身不遂、语言障碍和唇缓流涎等功能障碍而设。

1.肢体训练

在急性期即应当把患者的肢体置于功能位,并定期翻身,清洁皮肤,适当地轻揉患肢,并进行肢体的被动训练。此时除按上肢、下肢规定的康复动作训练外,还须注意动作要轻柔、和缓,不可勉强拉扯,以免伤及肢体的肌肉和关节,双侧肢体做同样的动作。还要依照先上肢后下肢、先大关节后小关节的顺序练习。对神志清醒患者,要在被动训练的基础上进行主动训练,一定要按照医师的要求,定时完成每天规定的动作和次数。对动作不规范者,医护人员要及时予以纠正。一般经过一段时间的综合训练,大多数患者就可在他人的帮助下起床下地或行走,但要掌握循序渐进的原则。合理选用各类助行工具也是非常必要的,可使足下垂、膝后屈等症状得以减轻。

2.语言训练

待患者神志清醒后即应鼓励患者讲话，若患者言语障碍，要首先向患者交代清楚病情，动员其配合治疗，并与之约定一些必要的信号，如喝水则张口，不喝水则摇头等，有书写能力者可令其写出要求，然后即开始语言训练。先教患者发“啊”“喔”等元音，而后逐渐成词，最后成句。语言康复必须有耐心，掌握循序渐进的原则。

3.唇缓流涎者的训练

每天坚持做鼓腮、示齿等动作，并自我或由他人按摩患侧。

第四节　心　悸

心悸是指阴阳失调，气血失和，心神失养，出现心中悸动不安，甚则不能自主的一类病证。一般多呈阵发性，每因情绪波动或劳累过度而发。心悸发作时常伴不寐、胸闷、气短，甚则眩晕、喘促、心痛、晕厥。心悸包括惊悸和怔忡。

心悸的病名首见《黄帝内经》。《素问・本病论》曰："热生于内，气痹于外，足胫疫疼，反生心悸。"《素问・气交变大论》对心悸的临床表现及脉象的变化亦有了生动地描述，如“心儋儋大动”“其动应衣”“心怵惕”“心下鼓”“惕惕然而惊，心欲动”“惕惕如人将捕之”。《素问・三部九候论》曰："参伍不调者病……其脉乍疏乍数、乍迟乍疾者，日乘四季死。"最早认识到心悸，严重脉律失常与疾病预后的关系。在病因病机方面认识到宗气外泄，突受惊恐，复感外邪，心脉不通，饮邪上犯，皆可引起心悸。如《素问・平人气象论》曰："乳之下，其动应衣，宗气泄也。"《素问・举痛论》曰："惊则心无所倚，神无所归，虑无所定，故气乱矣。"《素问・痹论》曰："脉痹不已，复感于邪，内舍于心……心痹者，脉不通，烦则心下鼓。"《素问・评热病论》曰："诸水病者，故不得卧，卧则惊，惊则咳甚也。"汉代张仲景在《伤寒杂病论》中详述了“惊悸”“心动悸”“心中悸”“喘悸”“眩悸”的辨证论治纲领，如《伤寒论・辨太阳病脉证治》曰："脉浮数者，法当汗出而愈。若下之，身重，心悸者，不可发汗，当自汗出乃解……伤寒二三日，心中悸而烦者，小建中汤主之”“伤寒，脉结代，心动悸，炙甘草汤主之。"《金匮要略・血痹虚劳病脉证治》中提到"卒喘悸，脉浮者，里虚也"；《金匮要略·痰饮咳嗽病脉证治》提到："凡食少饮多，水停心下，甚者则悸……眩悸者，小半夏加茯苓汤主之。"《金匮要略·惊悸吐衄下血胸满瘀血病脉证治》中有"寸口脉动而弱，动即为惊，弱则为悸"。认为心悸的病因病机为惊扰、水饮、虚损、汗后受邪等，记载了心悸时结、代、促脉及其区别，所创之炙甘草汤、麻黄附子细辛汤、苓桂甘枣汤、桂甘龙牡汤、小半夏加茯苓汤等仍是目前临床辨证治疗心悸的常用方剂。

汉代以后，诸医家从心悸、惊悸、怔忡等不同方面都有所发挥，并不断补充完善了心悸的病因病机、治法方药。如宋代严用和《济生方·惊悸怔忡健忘门》首先提出"怔忡"之病名，并对惊悸、怔忡的病因病机、病情演变、治法方药做了较详细的论述。认为惊悸乃"心虚胆怯之所致"，治宜"宁其心以壮其胆气"，选用温胆汤、远志丸作为治疗方剂；怔忡因心血不足所致，亦有因感受外邪及饮邪停聚而致者，惊悸不已可发展为怔忡，治疗"当随其证，施以治法"。朱丹溪认为"悸者怔忡之谓"，强调了虚与痰的致病因素，如《丹溪心法·惊悸怔忡》中认为"怔忡者血虚，怔忡无时，血少者多。有思虑便动，属虚。时作时止者，痰因火动"。明代《医学正传·惊悸怔忡健忘证》认为惊悸怔忡尚与肝胆有关，并对惊悸与怔忡加以鉴别。提出"怔忡者，心中惕惕然，动摇而不得安静，无时而作者是也；惊悸者，蓦然而跳跃惊动，而有欲厥之状，有时而作者是也"。明代《景岳全书·怔忡惊恐》中认为怔忡由阴虚劳损所致，指出"盖阴虚于下，则宗气无根而气不归源，所以在上则浮撼于胸臆，在下则振动于脐旁"，生动地描述了心悸重证上及喉、下及腹的临床表现。其在治疗与护理上主张"速宜节欲节劳，切戒酒色。凡治此者，速宜养气养精，滋培根本"，提出左归饮、右归饮、养心汤、宁志丸等至今临床广为应用的有效方剂。清代王清任、唐容川力倡瘀血致悸理论，开启了活血化瘀治疗心悸的先河。

一、病因病机

本病的发生既有体质因素、饮食劳倦或情志所伤，亦有因感受外邪或药物中毒所致。其虚证者，多因气血阴阳亏虚，引起阴阳失调、气血失和、心神失养；实证者常见痰浊、瘀血、水饮、邪毒，而致心脉不畅、心神不宁。

（一）感受外邪

正气内虚，感受温热邪毒，首先犯肺系之咽喉，邪毒侵心，耗气伤阴，气血失和，心神失养，发为心悸；或感受风寒湿邪，痹阻血脉，日久内舍于心，心脉不畅，发为心悸。正如叶天士所说："温邪上受，首先犯肺，逆传心包。"及《素问·痹论》

所云:“脉痹不已,复感于邪,内舍于心。”

(二)情志所伤

思虑过度,劳伤心脾,心血暗耗,化源不足,心失所养,发为心悸;恚怒伤肝,肝气郁结,久之气滞血瘀,心脉不畅,发为心悸,或气郁化火,炼液成痰,痰火上扰,心神不宁,发为心悸;素体心虚胆怯,暴受惊恐,致心失神、肾失志,心气逆乱,发为惊悸,日久则稍惊即悸,或无惊亦悸。正如《素问·举痛论》所云:“惊则心无所倚,神无所归,虑无所定,故气乱矣。”

(三)饮食不节

嗜食肥甘厚味,煎炸炙煿之品,或嗜酒过度,皆可蕴热化火生痰,痰火扰心,心神不宁,发为心悸;或饮食不节,损伤脾胃,脾运呆滞,痰浊内生,心脉不畅,而发心悸。正如唐容川所云:“心中有痰者,痰入心中,阻其心气,是以跳动不安。”

(四)体质虚弱

先天心体禀赋不足,阴阳失调,气血失和,心脉不畅,发为心悸;或素体脾胃虚弱,化源不足,或年老体衰,久病失养,劳欲过度,致气血阴阳亏虚,阴阳失调,气血失和,心失所养,而发为心悸。

(五)药物所伤

用药不当,或药物毒性较剧,损及于心,而致心悸。综上所述,心悸病因不外外感与内伤,其病机则不外气血阴阳亏虚,心失濡养;或邪毒、痰饮、瘀血阻滞心脉,心脉不畅,心神不宁。其病机关键为阴阳失调,气血失和,心神失养。其病位在心,但与肺、脾、肝、肾密切相关。

本证以虚证居多,或因虚致实,虚实夹杂。虚者以气血亏虚,气阴两虚,心阳不振,心阳虚脱,心神不宁为常见;实者则以邪毒侵心,痰火扰心,心血瘀阻,水饮凌心为常见。虚实可相互转化,如脾失健运,则痰浊内生;脾肾阳虚,则水饮内停;气虚则血瘀;阴虚常兼火旺,或夹痰热;实者日久,可致正气亏耗;久病则阴损及阳,阳损及阴,形成阴阳两虚等复杂证候。

二、诊断

(1)自觉心慌不安,神情紧张,不能自主,心搏或快速,或缓慢,或心跳过重,或忽跳忽止,呈阵发性或持续性。

(2)伴有胸闷不适,易激动,心烦,少寐,乏力,头晕等症状,中老年发作频繁者,可伴有心胸疼痛,甚则喘促、肢冷汗出,或见晕厥。

(3)脉象对心悸的诊断有重要意义。心悸者常见疾、促、结、代、迟、涩、雀啄等脉；听诊示心搏或快速，或缓慢，或忽跳忽止，或伴有心音强弱不匀等。

（4）发作常由情志刺激、惊恐、紧张、劳倦过度、饮酒饱食等因素而诱发。

三、相关检查

血液分析、测血压、胸部X线、心电图、动态心电图、心脏彩超检查等，有助于病因及心律失常的诊断。

四、鉴别诊断

（一）心痛

心痛除见心慌不安，脉结代外，必以心痛为主症，多呈心前区或胸骨后压榨样痛、闷痛，常因劳累、感寒、饱餐或情绪波动而诱发，多呈短暂发作。但甚者心痛剧烈不止，唇甲发绀，或手足青至节，呼吸急促，大汗淋漓，甚至晕厥，病情危笃。心痛常可与心悸合并出现。

（二）奔豚

奔豚发作之时，亦觉心胸躁动不安。《难经·五十六难》曰："发于小腹，上至心下，若豚状，或上或下无时。"称之为肾积。《金匮要略·奔豚气病脉证治》曰："奔豚病从少腹起，上冲咽喉，发作欲死，复还止，皆从惊恐得之。"故本病与心悸的鉴别要点为心悸为心中剧烈跳动，发自于心；奔豚乃上下冲逆，发自少腹。

（三）卑惵

《证治要诀·怔忡》描述卑惵症状为"痞塞不欲食，心中常有所歉，爱处暗室，或倚门后，见人则惊避，似失志状"。卑惵病因为"心血不足"，虽有心慌，一般无促、结、代、疾、迟等脉出现，是以神志异常为主的疾病，与心悸不难鉴别。

五、辨证论治

（一）辨证要点

1.辨虚实

心悸证候特点多为虚实相兼，故当首辨虚实。虚当审脏腑气、血、阴、阳何者偏虚，实当辨痰、饮、瘀、毒何邪为主。其次，当分清虚实之程度。正虚程度与脏腑虚损情况有关，即一脏虚损者轻，多脏虚损者重。在邪实方面，一般来说，单见一种夹杂者轻，多种合并夹杂者重。

2.辨脉象

脉搏的节律异常为本病的特征性征象，故尚需辨脉象。如脉率快速型心悸，可有一息六至之数脉，一息七至之疾脉，一息八至之极脉，一息九至之脱脉，一息十至以上之浮合脉。脉率过缓型心悸，可见一息四至之缓脉，一息三至之迟脉，一息二至之损脉，一息一至之败脉，两息一至之夺精脉。脉律不整型心悸，脉象可见有数时一止，止无定数之促脉；缓时一止，止无定数之结脉；脉来更代，几至一止，止有定数之代脉，或见脉象乍疏乍数，忽强忽弱之雀啄脉。临床应结合病史、症状，推断脉症从舍。一般认为，阳盛则促，数为阳热。若脉虽数、促而沉细、微细，伴有面浮肢肿，动则气短，形寒肢冷，舌质淡者，为虚寒之象。阴盛则结，迟而无力为虚寒，脉迟、结、代者，一般多属阴类脉。其中，结脉表示气血凝滞，代脉常表示元气虚衰、脏气衰微。凡久病体虚而脉弦滑搏指者为逆，病情重笃而脉散乱模糊者为病危之象。

3.辨病与辨证相结

面对心悸的临床辨证应结合引起心悸原发疾病的诊断，以提高辨证准确性，如功能性心律失常所引起的心悸，常表现为心率快速型心悸，多属心虚胆怯，以心神不宁于活动后反而减轻为特点；冠心病心悸，多为阴虚气滞，气虚气滞，或气阴两虚，肝气郁结，久之痰瘀交阻而致；病毒性心肌炎引起的心悸，初起多为风温先犯肺卫，继之热毒逆犯于心，随后呈气阴两虚、瘀阻络脉证；风湿性心肌炎引起的心悸，多由风湿热邪杂至，合而为痹，痹阻心脉所致；病态窦房结综合征多由心阳不振，心搏无力所致；慢性肺源性心脏病所引起的心悸，则虚实兼夹为患，多心肾阳虚为本，水饮内停为标。

4.辨惊悸怔忡

大凡惊悸发病，多与情志因素有关，可由骤遇惊恐，忧思恼怒，悲哀过极或过度紧张而诱发，多为阵发性，实证居多，但也存在内虚因素。病来虽速，病情较轻，可自行缓解，不发时如常人。怔忡多由久病体虚、心脏受损所致，无精神因素亦可发生，常持续心悸，心中惕惕，不能自控，活动后加重。病来虽渐，病情较重，每属虚证，或虚中夹实，不发时亦可见脏腑虚损症状。惊悸日久不愈，亦可形成怔忡。

(二)治疗原则

心悸由脏腑气血阴阳亏虚、心神失养所致者，治当补益气血，调理阴阳，以求气血调畅，阴平阳秘，配合应用养心安神之品，促进脏腑功能的恢复。心悸因于邪毒、痰浊、水饮、瘀血等实邪所致者，治当清热解毒、化痰蠲饮、活血化瘀，配合应用重镇安神之品，以求邪去正安，心神得宁。临床上心悸表现为虚实夹杂时，当根据虚实轻重之多少，灵活应用清热解毒、益气养血、滋阴温阳、化痰蠲饮、行气化瘀、养心安神、重镇安神之法。

(三)分证论治

1.心虚胆怯

(1)主症:心悸不宁,善惊易恐,稍惊即发,劳则加重。

(2)兼次症:胸闷气短,自汗,坐卧不安,恶闻声响,失眠多梦而易惊醒。

(3)舌脉:舌质淡红,苔薄白;脉动数,或细弦。

(4)分析:心为神舍,心气不足易致神浮不敛,心神动摇,失眠多梦;胆气怯弱则善惊易恐,恶闻声响;心胆俱虚则更易为惊恐所伤,稍惊即悸;心位胸中,心气不足,胸中宗气运转无力,故胸闷气短;气虚卫外不固则自汗;劳累耗气,心气益虚,故劳则加重。脉动数或细弦为气血逆乱之象。

(5)治法:镇惊定志,养心安神。

(6)方药:安神定志丸加琥珀、磁石、朱砂。方中龙齿、琥珀、磁石镇惊宁神,朱砂、茯神、菖蒲、远志安神定惊,人参补益心气。兼见心阳不振,加附子、桂枝;兼心血不足,加熟地、阿胶;心悸气短,动则益甚,气虚明显时,加黄芪以增强益气之功;气虚自汗加麻黄根、浮小麦、瘪桃干、乌梅;气虚夹瘀者,加丹参、桃仁、红花;气虚夹湿,加泽泻,重用白术、茯苓;心气不敛,加五味子、酸枣仁、柏子仁,以收敛心气,养心安神;若心气郁结,心悸烦闷,精神抑郁,胸胁胀痛,加柴胡、郁金、合欢皮、绿萼梅、佛手。

2.心脾两虚

(1)主症:心悸气短,失眠多梦,思虑劳心则甚。

(2)兼次症:神疲乏力,眩晕健忘,面色无华,口唇色淡,纳少腹胀,大便溏薄,或胸胁胀痛,善太息。

(3)舌脉:舌质淡,苔薄白;脉细弱,或弦细。

(4)分析:心脾两虚主要指心血虚、脾气弱之气血两虚证。思虑劳心,暗耗心血,或脾气不足,生化乏源,皆可致心失血养,心神不宁,而见心悸、失眠多梦。思虑过度可劳伤心脾,故思虑劳心则甚。血虚则不能濡养脑髓,故眩晕健忘;不能上荣肌肤,故面色无华,口唇色淡。纳少腹胀,大便溏薄,神疲乏力,均为脾气虚之表现。气血虚弱,脉道失充,则脉细弱。肝气郁结则胸胁胀痛,善太息,脉弦。

(5)治法:补血养心,益气安神。

(6)方药:归脾汤。方中当归、龙眼肉补养心血;黄芪、人参、白术、炙甘草益气以生血;茯神、远志、酸枣仁宁心安神;木香行气,使补而不滞。气虚甚者重用人参、黄芪、白术、炙甘草,少佐肉桂,取少火生气之意;血虚甚者加熟地、白芍、阿胶。若心动悸脉结代,气短,神疲乏力,心烦失眠,五心烦热,自汗盗汗,胸闷,面色无华，舌质淡红少津，苔少或无，脉细数，为气阴两虚，治以益气养阴，养心安神，用炙甘草汤加减。本方益气补血，滋阴复脉。若兼肝气郁结，胸胁胀痛，泛酸，善太息，可改用逍遥散合左金丸为煎剂，以补益气血，调达肝郁，佐金以平木。

3.阴虚火旺

(1)主症：心悸少寐，眩晕耳鸣。

(2)兼次症：形体消瘦，五心烦热，潮热盗汗，腰膝酸软，咽干口燥，小便短黄，大便干结，或急躁易怒，胁肋胀痛，善太息。

(3)舌脉：舌红少津，苔少或无；脉细数或促。

(4)分析：肾阴亏虚，水不济火，以致心火亢盛，扰动心神，故心悸少寐；肾主骨生髓，腰为肾之府，肾虚则髓海不足，骨骼失养，故腰膝酸软，眩晕耳鸣；阴虚火旺，虚火内蒸，故形体消瘦，五心烦热，潮热盗汗，口干咽燥，小便短黄，大便干结；舌红少津，少苔或无苔，脉细数或促，为阴虚火旺之征。若肝气郁结，肝火内炽则急躁易怒，胁肋胀痛，善太息。

(5)治法：滋阴清火，养心安神。

(6)方药：天王补心丹或朱砂安神丸。阴虚心火不亢盛者，用天王补心丹。方中生地黄、玄参、麦冬、天冬养阴清热；当归、丹参补血养心；人参补益心气；朱砂、茯苓、远志、枣仁、柏子仁养心安神；五味子收敛心气；桔梗引药上行，以通心气。合而用之有滋阴清热，养心安神之功。汗多加山茱萸。若阴虚心火亢盛者，用朱砂安神丸。方中朱砂重镇安神；当归、生地黄养血滋阴；黄连清心泻火。合而用之有滋阴清火，养心安神之功。因朱砂有毒，不可过剂。本证亦可选用黄连阿胶汤。若肾阴亏虚，虚火妄动，梦遗腰酸者，此乃阴虚相火妄动，治当滋阴降火，方选知柏地黄丸加味，方中知母、黄檗清泻相火，六味地黄丸滋补肾阴，合而用之有滋阴降火之功。若兼肝郁，急躁易怒，胁肋胀痛，善太息，治法为养阴疏肝，可在六味地黄丸基础上加枳壳、青皮，常可获效。

4.心阳不振

(1)主症：心悸不安，动则尤甚，形寒肢冷。

(2)兼次症：胸闷气短，面色白，自汗，畏寒喜温，或伴心痛。

(3)舌脉：舌质淡，苔白；脉虚弱，或沉细无力。

(4)分析：久病体虚，损伤心阳，心失温养，则心悸不安；不能温煦肢体，故面色白，肢冷畏寒。胸中阳气虚衰，宗气运转无力，故胸闷气短。阳气不足，卫外不固，故自汗出。阳虚则无力鼓动血液运行，心脉痹阻，故心痛时作。舌质淡，脉虚弱无力，为心阳不振之证。

(5)治法:温补心阳。

(6)方药:桂枝甘草龙骨牡蛎汤。方中桂枝、炙甘草温补心阳,生龙齿、生牡蛎安神定悸。心阳不足,形寒肢冷者,加黄芪、人参、附子;大汗出者,重用人参、黄芪、浮小麦、山茱萸、麻黄根;或用独参汤煎服;兼见水饮内停者,选加葶苈子、五加皮、大腹皮、车前子、泽泻、猪苓;夹有瘀血者,加丹参、赤芍、桃仁、红花等;兼见阴伤者,加麦冬、玉竹、五味子;若心阳不振,以心动过缓为著者,酌加炙麻黄、补骨脂、附子,重用桂枝。如大汗淋漓,面青唇紫,肢冷脉微,气喘不能平卧,为亡阳征象,当急予独参汤或参附汤,送服黑锡丹,或参附注射液静脉注射或静脉点滴,以回阳救逆。

5.水饮凌心

(1)主症:心悸眩晕,肢面水肿,下肢为甚,甚者咳喘,不能平卧。

(2)兼次症:胸脘痞满,纳呆食少,渴不欲饮,恶心呕吐,形寒肢冷,小便不利。

(3)舌脉:舌质淡胖,苔白滑;脉弦滑,或沉细而滑。

(4)分析:阳虚不能化水,水饮内停,上凌于心,故见心悸;饮溢肢体,故见水肿。饮阻于中,清阳不升,则见眩晕;阻碍中焦,胃失和降,则脘痞,纳呆食少,恶心呕吐。阳气虚衰,不能温化水湿,膀胱气化失司,故小便不利。舌质淡胖,苔白滑,脉弦滑或沉细而滑,为水饮内停之象。

(5)治法:振奋心阳,化气利水。

(6)方药:苓桂术甘汤。本方通阳利水,为"病痰饮者,当以温药和之"的代表方剂。方中茯苓淡渗利水,桂枝、炙甘草通阳化气,白术健脾祛湿。兼见纳呆食少,加谷芽、麦芽、神曲、山楂、鸡内金;恶心呕吐,加半夏、陈皮、生姜;尿少肢肿,加泽泻、猪苓、防己、葶苈子、大腹皮、车前子;兼见肺气不宣,水饮射肺者,表现胸闷、咳喘,加杏仁、前胡、桔梗以宣肺,加葶苈子、五加皮、防己以泻肺利水;兼见瘀血者,加当归、川芎、刘寄奴、泽兰叶、益母草;若肾阳虚衰,不能制水,水气凌心,症见心悸,咳喘,不能平卧,尿少水肿,可用真武汤。

6.心血瘀阻

(1)主症:心悸不安,胸闷不舒,心痛时作。

(2)兼次症:面色晦暗,唇甲青紫。或兼神疲乏力,少气懒言;或兼形寒肢冷;或兼两胁胀痛,善太息。

(3)舌脉:舌质紫黯,或舌边有瘀斑、瘀点;脉涩或结代。

(4)分析:心血瘀阻,心脉不畅,故心悸不安,胸闷不舒,心痛时作;若因气虚致瘀者,则气虚失养,兼见神疲乏力,少气懒言;若因阳气不足致瘀者,则阳虚生外寒而见形寒肢冷；若因肝气郁结，气滞致瘀者，则因肝郁气滞而兼见两胁胀痛，善太息；脉络瘀阻，故见面色晦暗，唇甲青紫；舌紫暗，舌边有瘀斑、瘀点，脉涩或结代，为瘀血内阻之征。

(5)治法：活血化瘀，理气通络。

(6)方药：桃仁红花煎。方中桃仁、红花、丹参、赤芍、川芎活血化瘀；延胡索、香附、青皮理气通络；生地黄、当归养血和血。合而用之有活血化瘀，理气通络之功。若因气滞而血瘀者，酌加柴胡、枳壳、郁金；若因气虚而血瘀者，去理气药，加黄芪、党参、白术；若因阳虚而血瘀者，酌加附子、桂枝、生姜；夹痰浊，症见胸闷不舒，苔浊腻者，酌加瓜蒌、半夏、胆南星；胸痛甚者，酌加乳香、没药、蒲黄、五灵脂、三七等。瘀血心悸亦可选丹参饮或血府逐瘀汤治疗。

7.痰浊阻滞

(1)主症：心悸气短，胸闷胀满。

(2)兼次症：食少腹胀，恶心呕吐，或伴烦躁失眠，口干口苦，纳呆，小便黄赤，大便秘结。

(3)舌脉：苔白腻或黄腻；脉弦滑。

(4)分析：痰浊阻滞心气，故心悸气短；气机不畅，故见胸闷胀满；痰阻气滞，胃失和降，故食少腹胀，恶心呕吐；痰郁化火，则见口干口苦，小便黄赤，大便秘结，苔黄腻等热象；痰火上扰，心神不宁，故烦躁失眠；痰多、苔腻、脉弦滑，为内有痰浊之象。

(5)治法：理气化痰，宁心安神。

(6)方药：导痰汤。方中半夏、陈皮、制南星、枳实理气化痰；茯苓健脾祛痰；远志、酸枣仁宁心安神。纳呆腹胀，兼脾虚者，加党参、白术、谷芽、麦芽、鸡内金；心悸伴烦躁口苦，苔黄，脉滑数，系痰火上扰，心神不宁，可加黄芩、苦参、黄连、竹茹，制南星易胆南星，或用黄连温胆汤；痰火伤津，大便秘结，加大黄、瓜蒌；痰火伤阴，口干盗汗，舌质红，少津，加麦冬、天冬、沙参、玉竹、石斛；烦躁不安，惊悸不宁，加生龙骨、生牡蛎、珍珠母、石决明以重镇安神。

8.邪毒侵心

(1)主症：心悸气短，胸闷胸痛。

(2)兼次症：发热，恶风，全身酸痛，神疲乏力，咽喉肿痛，咳嗽，口干渴。

(3)舌脉：舌质红，苔薄黄；脉浮数，或细数，或结代。

(4)分析：感受风热毒邪，侵犯肺卫，邪正相争，故发热恶风，全身酸痛，咽喉肿痛，咳嗽；表证未解，邪毒侵心，心体受损，耗气伤津，故心悸气短，胸闷胸痛，神疲乏力，口干口渴；舌红，苔薄黄，脉浮数，或细数，或结代，为风热毒邪袭表、侵心，气阴受损之征。

(5)治法：辛凉解表，清热解毒。

(6)方药：银翘散加减。方中金银花、连翘辛凉解表，清热解毒；薄荷、荆芥、豆豉疏风解表，透热外出；桔梗、牛蒡子、甘草宣肺止咳，利咽消肿；淡竹叶、芦根甘凉清热，生津止渴。合而用之有辛凉解表，清热解毒之功。若热毒甚，症见高热，咽喉肿痛，加板蓝根、大青叶、野菊花、紫花地丁等清热解毒之品；胸闷、胸痛者，加丹皮、赤芍、丹参等活血化瘀之品；口干口渴甚者，加生地黄、玄参；若热盛耗气伤阴，症见神疲，气短，脉细数，或结代者，合生脉散益气养阴，敛心气。若感受湿热之邪，湿热侵心，症见心悸气短，胸闷胸痛，腹泻，腹痛，恶心呕吐，腹胀纳呆，舌质红，苔黄腻者，治当清热祛湿，芳香化浊，方选甘露消毒丹或葛根芩连汤加减。若热病后期，邪毒已去，气阴两虚者，治当益气养阴，方选生脉散加味。

六、转归预后

心悸的转归预后与病因、诱因、发展趋势及发作时对血流动力学的影响密切相关。心悸因受惊而起，其病程短，病势浅，全身情况尚好，一般在病因消除或经过适当治疗或休息之后便能逐渐痊愈；但亦有惊悸日久不愈，逐渐变成怔忡。若因脏腑受损，功能失调，气血阴阳亏虚所致心悸，则病程较长，病势较重，经积极合理治疗亦多能痊愈。如出现下列情况则预后较差：心悸而汗出不止，四肢厥冷，喘促不得卧，下肢水肿，面青唇紫，脉微欲绝者，属心悸喘脱证，预后严重；心悸而出现各种怪脉(严重心律失常之脉象)者；心悸突然出现昏厥抽搐者；心悸兼有真心痛者。以上情况皆是病情严重之证候，均应及时治疗和监护，密切观察病情变化。

七、临证要点

(1)在辨证论治基础上选加经现代药理研究有抗心律失常作用的中草药，可进一步提高疗效，如快速型心律失常加用益母草、苦参、黄连、莲子心、延胡索以及中成药“黄杨宁”等；缓慢型心律失常加用麻黄、细辛、熟附子、桂枝以及中成药“心宝”等。

(2)功能性心律失常，多为肝气郁结所致，特别是因情志而发者，当在辨证基础上加郁金、佛手、香附、柴胡、枳壳、合欢皮等疏肝解郁之品，往往可取得良好效果。

(3)根据中医“久病必虚”“久病入络”的理论，心悸日久当补益与通络并用。

(4)临证如出现严重心律失常,如室上性心动过速、快速心房纤颤、Ⅲ度房室传导阻滞、室性心动过速、严重心动过缓、病态窦房结综合征等,导致较严重的血流动力学异常者,当及时运用中、西医两法加以救治。

(5)病毒性心肌炎是20余年来发病率较高的一种心律失常性疾病,常危及青少年的身体健康,对于这种病毒感染性心肌炎症,中医药有显著的优势。在治疗中要把握以下三点:①咽炎一日不除,病毒性心肌炎一日不辍。②气阴两虚贯穿疾病的始终。③阳气易复,阴血难复。

第三章 肺系常见病证

第一节 肺　　痿

肺痿是指肺叶痿弱不用，临床以咳吐浊唾涎沫为主症，为肺脏的慢性虚损性疾患。《金匮要略心典·肺痿肺痈咳嗽上气病》中说：“痿者萎也，如草木之萎而不荣。”用形象比喻的方法以释其义。

一、源流

肺痿之病名，最早记载于张仲景的《金匮要略》。该书将肺痿列为专篇，对肺痿的主症特点、病因、病机、辨证均作了较为系统的介绍。如《金匮要略·肺痿肺痈咳嗽上气病脉证并治》说：“寸口脉数，其人咳，口中反有浊唾涎沫者何？师曰：为肺痿之病”。“肺痿吐涎沫而不咳者，其人不渴，必遗尿，小便数，所以然者，以上虚不制下故也”。隋·巢元方在《金匮要略》的基础上，对本病的成因、转归等作了进一步探讨。其在《诸病源候论·肺痿候》论及肺痿曰：“肺主气，为五脏上盖，气主皮毛，故易伤于风邪，风邪伤于脏腑，而气血虚弱，又因劳役大汗之后，或经大下而亡津液，津液竭绝，肺气壅塞，不能宣通诸脏之气，因成肺痿也。”明确认为是外邪犯肺，或劳役过度，或大汗之后，津液亏耗，肺气受损，壅塞而成。并指出其预后、转归与咳吐涎沫之爽或不爽、小便之利或不利、咽燥之欲饮或不欲饮等都有关联，如“咳唾咽燥欲饮者，必愈；欲咳而不能咳，唾干沫，而小便不利者难治”。唐·孙思邈《千金要方·肺痿门》将肺痿分为热在上焦及肺中虚冷二类，认为“肺痿虽有寒热之分，从无实热之例。”清·李用粹结合丹溪之说，对肺痿的病因病机、证候特点作了简要而系统的归纳。如《证治汇补·胸膈门》说：“久嗽肺虚,寒热往来,皮毛枯燥,声音不清,或嗽血线,口中有浊唾涎沫,脉数而虚,为肺痿之病。因津液重亡,火炎金燥,如草木亢旱而枝叶萎落也。"《张氏医通·肺痿》对肺痈和肺痿的鉴别,进行了分析比较,提出"肺痈属在有形之血……肺痿属在无形之气。"

综上所述,历代医家共同认识到肺痿是多种肺系疾病的慢性转归,故常与相关疾病合并叙述,单独立论者较少,并且提示肺痈、肺痨、久嗽、哮喘等伤肺,均有转化成为肺痿的可能。如明·王肯堂将肺痿分别列入咳嗽门和血证门论述,《证治准绳·诸气门》说:"肺痿或咳沫,或咯血,今编咳沫者于此,咯血者人血证门。"《证治准绳·诸血门》还认为"久嗽咯血成肺痿"。戴原礼在《证治要诀·诸嗽门》中提到:"劳嗽有久嗽成劳者,有因病劳久嗽者,其证往来寒热,或独热无寒,咽干嗌痛,精神疲极,所嗽之痰,或脓,或时有血,腥臭异常。"戴氏所指劳嗽之临床表现与肺痿有相似之处。陈实功在《外科正宗·肺痈论》中说:"久嗽劳伤,咳吐痰血,寒热往来,形体消削,咳吐瘀脓,声哑咽痛,其候转为肺痿。"指出肺痈溃后,热毒不净,伤阴耗气,可以转为肺痿。唐·王焘《外台秘要·咳嗽门》引许仁则论云:"肺气嗽经久将成肺痿,其状不限四时冷热,昼夜咳常不断,唾自如雪,细沫稠粘,喘息上气,乍寒乍热,发作有时,唇口喉舌干焦,亦有时唾血者,渐觉瘦悴,小便赤,颜色青白,毛耸,此亦成蒸。"说明肺痨久嗽,劳热熏肺,肺阴大伤,进一步发展则成肺痿;它如内伤久咳,或经常哮喘发作,伤津耗气,亦可形成肺痿。

在肺痿的治法方面,《金匮要略·肺痿肺痈咳嗽上气病脉证并治》对肺痿的治疗原则也作了初步的探讨,认为应以温法治之。清·李用粹《证治汇补·胸膈门》说:"治宜养血润肺,养气清金。"喻嘉言《医门法律》对本病的理论认识和治疗原则做了进一步的阐述,此后,有的医家主张用他创制的清燥救肺汤治疗虚热肺痿。张璐在其《张氏医通·肺痿》按喻嘉言之论将肺痿的治疗要点概括为:"缓而图之,生胃津,润肺燥,下逆气,开积痰,止浊唾,补真气",旨在"以通肺之小管","以复肺之清肃"。这些证治要点,理义精深,非常切合实用。

在肺痿的选方用药方面,《金匮要略》设甘草干姜汤以温肺中虚冷。唐·孙思邈《备急千金要方·肺痿门》指出虚寒肺痿可用生姜甘草汤、甘草汤,虚热肺痿可用炙甘草汤、麦门冬汤、白虎加人参汤,对《金匮要略》的治法,有所补充。清·李用粹《证治汇补·胸膈门》主张根据本病的不同阶段分别施治:"初用二地二冬汤以滋阴,后用门冬清肺饮以收功。"沈金鳌《杂病源流犀烛·肺病源流》进一步对肺痿的用药忌宜等作了补充,他说:"其症之发,必寒热往来,自汗,气急,烦闷多唾,或带红线脓血,宜急治之,切忌升散辛燥温热。大约此证总以养肺、养气、养血、清金降火为主。”可谓要言不烦。

二、病因病机

本病病因可分久病损肺和误治津伤两个方面，而以前者为主。病变机理为肺虚津气失于濡养所致。

（一）久病损肺

如痰热久嗽，热灼阴伤；或肺痨久嗽，虚热内灼，耗伤阴津；肺痈余毒未清，灼伤肺阴；或消渴津液耗伤；或热病之后，邪热伤津，津液大亏，以致热壅上焦，消灼肺津，变生涎沫，肺燥阴竭，肺失濡养，日渐枯萎。若大病久病之后，耗伤阳气；或内伤久咳，冷哮不愈，肺虚久喘等，肺气日耗，渐伤及阳；或虚热肺痿日久，阴伤及阳，亦可致肺虚有寒，气不化津，津液失于温摄，反为涎沫，肺失濡养，肺叶渐痿不用。此即《金匮要略》所谓“肺中冷”之类。

（二）误治津伤

因医者误治，滥用汗、吐、下等治法，重亡津液，肺津大亏，肺失濡养，发为肺痿。如《金匮要略·肺痿肺痈咳嗽上气病脉证并治》说：“热在上焦者，因咳为肺痿，肺痿之病……或从汗出，或从呕吐，或从消渴，小便利数，或从便难，又被快药下利，重亡津液，故得之。”

综上所述，本病总由肺虚，津气大伤，失于濡养，以致肺叶枯萎。其病位在肺，但与脾、胃、肾等脏腑密切相关。脾虚气弱，无以生化、布散津液，或胃阴耗伤，胃津不能上输养肺，土不生金，均可致肺燥津枯，肺失濡养；久病及肾，肾气不足，气化失司，气不化津，或因肾阴亏耗，肺失濡养，亦可发为肺痿。

因发病机理的不同，肺痿有虚热、虚寒之分。虚热肺痿，一为本脏自病所转归，一由失治误治，或它脏之病导致。因热在上焦，消亡津液，阴虚生内热，津枯则肺燥，肺燥且热，清肃之令不行，脾胃上输之津液转从热化，煎熬而成涎沫，或因脾阴胃液耗伤，不能上输于肺，肺失濡养，遂致肺叶枯萎。虚寒肺痿为肺气虚冷，不能温化布散脾胃上输之津液，反而聚为涎沫，复因治节无权，上虚不能制下，膀胱失于约束，而小便不禁。《金匮要略心典·肺痿肺痈咳嗽上气病》说：“盖肺为娇脏，热则气烁，故不用而痿；冷则气沮，故亦不用而痿也。遗尿，小便数者，肺金不用而气化无权，斯膀胱无制而津液不藏也。”指出肺主气化，为水之上源，若肺气虚冷，不能温化，固摄津液，由气虚导致津亏，肺失濡养，亦可渐致肺叶枯萎不用。

三、诊断

（1）有反复发作的特点。

(2)有肺系内伤久咳病史,如痰热久嗽,或肺痨久咳,或肺痈日久,或冷哮久延等。

(3)临床表现以咳吐浊唾涎沫、胸闷气短为主症。

四、病证鉴别

肺痿为多种慢性肺系疾病转化而来,既应注意肺痿与其他肺系疾病的鉴别,又要了解其相互联系。

(一)肺痈

肺痿以咳吐浊唾涎沫为主症,而肺痈以咳则胸痛,吐痰腥臭,甚则咳吐脓血为主症。虽然多为肺中有热,但肺痈属实,肺痿属虚,肺痈失治久延,可以转为肺痿。

(二)肺痨

肺痨主症为咳嗽、咯血、潮热、盗汗等,与肺痿有别。肺痨后期可以转为肺痿重症。

五、辨证

(一)辨证要点

主要辨虚热虚寒,虚热证易火逆上气,常伴咳逆喘息,虚寒证常见上不制下,小便频数或遗尿。

(二)辨证候

1.虚热证

咳吐浊唾涎沫,其质较黏稠,或咳痰带血,咳声不扬,甚则音哑,气急喘促,口渴咽燥,午后潮热,形体消瘦,皮毛干枯,舌红而干,脉虚数。

证候分析:肺阴亏耗,虚火内炽,肺失肃降,则气逆咳喘。热灼津液成痰,故咳吐浊唾涎沫,其质黏稠。燥热伤津,津液不能濡润上承,故咳声不扬,音哑,咽燥,口渴。阴虚火旺,灼伤肺络,则午后潮热,咳痰带血。阴津枯竭,内不能洒陈脏腑,外不能充身泽毛,故形体消瘦,皮毛干枯。舌红而干,脉虚数,乃是阴枯热灼之象。

2.虚寒证

咳吐涎沫,其质清稀,量多,不渴,短气不足以息,头眩,神疲乏力,食少,形寒,小便数,或遗尿,舌质淡,脉虚弱。

证候分析:肺气虚寒,气不化津,津反为涎,故咳吐多量清稀涎沫。阴津未伤故不渴。肺虚不能主气,则短气不足以息。脾肺气虚则神疲食少。清阳不升故头眩。阳不卫外则形寒。上虚不能制下，膀胱失约，故小便频数或遗尿。舌质淡，脉虚弱，皆属气虚有寒之证。

3.寒热夹杂证

虚热及虚寒症状可以同时出现，或虚热症状较多，或虚寒症状较多，如咳唾脓血，咽干口燥，同时又有下利肢凉，形寒气短等，即是上热下寒之证。其他情况亦可出现，可根据临床证候分析之。

六、治疗

(一)治疗要点

治疗总以补肺生津为原则。虚热证，治当生津清热，以润其枯；虚寒证，治当温肺益气，而摄涎沫。寒热夹杂证，治当寒热平调、温清并用。

临床以虚热证为多见，但久延伤气，亦可转为虚寒证。治应时刻注意保护津液，重视调理脾肾。脾胃为后天之本，肺金之母，培土有助于生金；肾为气之根，司摄纳，温肾可以助肺纳气，补上制下。不可妄投燥热之药，以免助火伤津，亦忌苦寒滋腻之品碍胃，切勿使用峻剂驱逐痰涎，犯虚虚之戒。

(二)分证论治

1.虚热证

治法：滋阴清热，润肺生津。

方药：麦门冬汤合清燥救肺汤加减。前方润肺生津，降逆下气，用于咳嗽气逆，咽喉干燥不利，咳痰黏浊不爽。后方养阴润燥，清金降火，用于阴虚燥火内盛，干咳痰少，咽痒气逆。

药用麦门冬滋阴润燥；太子参益气生津；甘草、大枣、粳米甘缓补中；伍入半夏下气降逆，止咳化痰，以辛燥之品，反佐润燥之功；桑叶、石膏清泄肺经燥热；阿胶、麦冬、胡麻仁以滋肺养阴；杏仁、枇杷叶可化痰止咳。

如火盛，出现虚烦、咳呛、呕逆者，则去大枣，加竹茹、竹叶清热和胃降逆。如咳吐浊黏痰，口干欲饮，则可加天花粉、知母、川贝母清热化痰。津伤甚者加沙参、玉竹以养肺津。潮热加银柴胡、地骨皮以清虚热，退蒸。

2.虚寒证

治法：温肺益气。

方药：甘草干姜汤或生姜甘草汤加减。前方甘辛合用，甘以滋液，辛以散寒。后方则以补脾助肺，益气生津为主。

药用甘草入脾益肺，取甘守津回之意；干姜温肺脾，使气能化津，水谷归于正化，则吐沫自止。肺寒不著者亦可改用生姜以辛散宣通，并取人参、大枣甘温补脾，益气生津。

另可加白术、茯苓增强健脾之功；尿频、涎沫多者加煨益智；喘息、短气可配钟乳石、五味子，另吞蛤蚧粉。

3.寒热夹杂证

治法：寒热平调，温清并用。

方药：麻黄升麻汤加减。本方温肺散寒与清热润肺并用，适合于寒热夹杂，肺失润降之咽喉不利，咳唾脓血痰等症。

药用麻黄、升麻以发浮热；用当归、桂枝、生姜以散其寒；用知母、黄芩寒凉清其上热；用茯苓、白术以补脾；用白芍以敛逆气；用葳蕤、麦冬、石膏、甘草以润肺除热。

七、单方验方

(1)紫河车 1 具，研末，每天 1 次，每服 3 g，适用于虚寒肺痿。

(2)熟附块、淫羊藿、黄芪、白术、党参各 9 g，补骨脂 12 g，茯苓、陈皮、半夏各 6 g，炙甘草4.5 g，用于虚寒肺痿。

(3)山药 30 g，太子参 15 g，玉竹 15 g，桔梗 9 g，用于肺痿气虚津伤者。

(4)百合 30 g 煮粥，每天 1 次，适用于虚热肺痿。

(5)银耳 15 g，冰糖 10 g，同煮内服，适用于虚热肺痿。

(6)冬虫夏草 10～15 g，百合 15 g，鲜胎盘半个，鲜藕 50 g，隔水炖服，隔天 1 次，连服 10～15 次为一疗程。

(7)新鲜萝卜 500 g，白糖适量。将萝卜洗净切碎，用洁净纱布绞取汁液，加白糖调服。每天 1 次，常服。

(8)夏枯草 15～25 g，麦冬 15 g，白糖 50 g。先将夏枯草、麦冬用水煎 10～15 分钟，再加白糖煮片刻，代茶饮，每天 1 剂，常服。用于虚热肺痿。

八、中成药

(一)六味地黄丸

1.功能与主治

滋阴补肾。用于虚热肺痿。

2.用法与用量

口服，一次 8 粒，一日 3 次。

(二)金匮肾气丸

1.功能与主治

温补肾阳。用于虚寒肺痿。

2.用法与用量

口服,一次 8 粒,一日 3 次。

(三)补中益气口服液

1.功能与主治

补中益气,升阳举陷。用于肺痿脾胃气虚,见发热、自汗、倦怠等症者。

2.用法与用量

口服,一次 1 支,一日 3 次。

(四)参苓白术散

1.功能与主治

益气健脾,和胃渗湿。用于肺痿脾胃虚弱,见食少便溏,或吐或泻,胸脘胀闷,四肢乏力等症者。

2.用法与用量

口服,一次 5 g,一日 3 次。

(五)琼玉膏

1.功能与主治

滋阴润肺,降气安神。用于虚热肺痿。

2.用法与用量

口服,一次 1 勺,一日 2 次。

九、其他疗法

艾条点燃,对准足三里穴,并保持一定距离,使局部有温热感、皮肤微红为度。艾灸时间一般为 10～15 分钟,每天 1 次。用于虚寒肺痿。

第二节　肺　　胀

肺胀是指以胸部膨满,憋闷如塞,喘息气促,咳嗽痰多,烦躁,心慌等为主要临床表现的一种病证。日久可见面色晦暗,唇甲发绀,脘腹胀满,肢体浮肿。其病程缠绵，时轻时重，经久难愈，重者可出现神昏、出血、喘脱等危重证候。多种慢性肺系疾患反复发作，迁延不愈，导致肺气胀满，不能敛降。

现代医学的慢性阻塞性肺部疾患，常见如慢性支气管炎、支气管哮喘、支气管扩张、重度陈旧性肺结核等合并肺气肿以及慢性肺源性心脏病、肺源性脑病等，出现肺胀的临床表现时，可参考本节进行辨证论治。

一、病因病机

本病的发生，多因久病肺虚，痰浊潴留，而至肺失敛降，肺气胀满，又因复感外邪诱使病情发作或加剧。

(一)久病肺虚

因内伤久咳、久哮、久喘、支饮、肺痨等慢性肺系疾患，迁延失治，以致痰浊潴留，壅阻肺气，气之出纳失常，还于肺间，日久导致肺虚，肺体胀满，张缩无力，不能敛降而成肺胀。

(二)感受外邪

久病肺虚，卫外不固，腠理疏松，六淫之邪每易反复乘袭，诱使本病发作，病情日益加重。

肺胀病变首先在肺，继则影响脾、肾，后期病及于心。外邪从口鼻、皮毛入侵，每多首先犯肺，导致肺气上逆而为咳，升降失常而为喘，久则肺虚，主气功能失常。若子耗母气，肺病及脾，脾失健运，则可导致肺脾两虚。母病及子，肺虚及肾，肺不主气，肾不纳气，则气喘日益加重，呼吸短促难续，尤以吸气困难，动则更甚。且肾主水，肾衰则不能化气行水，水邪泛溢肌表则肿，上凌心肺则喘咳心悸。肺与心脉相通，肺虚不能调节心血的运行，气病及血，则血瘀肺脉，肺病及心，临床可见心悸、发绀、水肿、舌质暗紫等症。心阳根于命门真火，肾阳不振，进一步导致心肾阳衰，可出现喘脱危候。

肺胀的病理因素主要为痰浊、水饮与血瘀。痰的产生，病初由肺气郁滞，脾失健运，津液不归正化而成；渐因肺虚不能化津，脾虚不能转输，肾虚不能蒸化，痰浊潴留益甚，喘咳持续难已。三种病理因素之间又可互相影响和转化，如痰从寒化则成饮；饮溢肌肤则为水；痰浊久留，肺气郁滞，心脉失畅则血滞为瘀；瘀阻血脉，“血不利则为水”。一般早期以痰浊为主，渐而痰瘀并见，终至痰浊、血瘀、水饮错杂为患。

肺胀的病性多属本虚标实，但有偏实、偏虚的不同，且多以标实为急。外感诱发时偏于邪实，平时偏于本虚。早期多属气虚、气阴两虚，病位以肺、脾、肾为主。晚期气虚及阳，或阴阳两虚，纯属阴虚者少见，病位以肺、肾、心为主。正虚与邪实多互为因果，阳虚致卫外不固，易感外邪，痰饮难蠲；阴虚致外邪、痰浊易从热化，故虚实诸候常夹杂出现，每致愈发愈频，甚则持续不已。

二、辨证论治

（一）辨证要点

1.症状

以咳逆上气，痰多，喘息，胸部膨满，憋闷如塞，动则加剧，甚则鼻煽气促，张口抬肩，目胀如脱，烦躁不安等为主症。日久可见面色晦暗，面唇发绀，脘腹胀满，肢体浮肿，甚或出现喘脱等危重证候。病重可并发神昏、动风或出血等症。有长期慢性咳喘病史，常因外感而诱发，病程缠绵，时轻时重；发病者多为老年，中青年少见。

2.检查

体检可见桶状胸，胸部叩诊呈过清音，心肺听诊肺部有干湿性啰音，且心音遥远。X线检查见胸廓扩张，肋间隙增宽，膈降低且变平，两肺野透亮度增加，肺血管纹理增粗、紊乱，右下肺动脉干扩张，右心室增大。心电图检查显示右心室肥大，出现肺型P波等。血气分析检查可见低氧血症或合并高碳酸血症，PaO_2降低，$PaCO_2$升高。血液检查红细胞数和血红蛋白含量可升高。

（二）类症鉴别

肺胀与哮病、喘证均以咳而上气，喘满为主症，其区别如下。

1.哮证

哮证是一种反复发作性的痰鸣气喘疾患，以喉中哮鸣有声为特征，常突然发病，迅速缓解，久病可致肺胀，而肺胀以喘咳上气、胸膺胀满为主要表现，为多种慢性肺系疾病日久积渐而成。

2.喘证

喘证以呼吸困难，甚至张口抬肩，不能平卧为主要表现，可见于多种急慢性疾病的过程中。而肺胀是由多种慢性肺系疾病迁延不愈发展而来，喘咳上气，仅是肺胀的一个症状。

（三）分证论治

肺胀为多种肺病迁延不愈，反复发作而致，总属标实本虚，感邪发作时偏于标实，缓解时偏于本虚。偏实者须分清痰浊、水饮、血瘀。早期以痰浊为主，渐而痰瘀并重。后期痰瘀壅盛，正气虚衰，本虚与标实并重。偏虚者当区别气（阳）

虚、阴虚。早期以气虚或气阴两虚为主，病位在肺、脾、肾。后期气虚及阳，甚则阴阳两虚，病变部位在肺、肾、心。

本病的治疗当根据标本虚实不同，有侧重地选用扶正与祛邪的不同治则。本实者，根据病邪的性质，分别采取祛邪宣肺，降气化痰，温阳利水，活血祛瘀，甚或开窍、熄风、止血等法。本虚者，当以补养心肺，益肾健脾为主，或气阴兼调，或阴阳双补。正气欲脱时则应扶正固脱，救阴回阳。

1.痰浊壅肺

证候：胸膺满闷，短气喘息，稍劳即重，咳嗽痰多，色白黏腻或呈泡沫，晨风自汗，脘痞纳少，倦怠无力，舌暗，苔薄腻或浊腻，脉稍滑。

分析：肺虚脾弱，痰浊内生，上逆于肺，肺失宣降，则胸膺满闷，咳嗽、痰多色白黏腻；痰从寒化饮，则痰呈泡沫状；肺气虚弱，复加气因痰阻，放短气喘息，稍劳即重；肺虚卫表不固，则畏风、自汗；肺病及脾，脾虚健运失常，故见脘痞纳少，倦怠无力；舌质暗，苔薄腻或浊腻，脉滑为痰浊壅肺之证。

治法：化痰降气，健脾益肺。

方药：苏子降气汤合三子养亲汤。二方均能降气化痰平喘，但苏子降气汤偏温，以上盛下虚，寒痰喘咳为宜；三子养亲汤偏降，以痰浊壅盛，肺实喘满，痰多黏腻为宜。其中，苏子、前胡、白芥子化痰降逆平喘；半夏、厚朴、陈皮燥湿化痰，行气降逆；白术、茯苓、甘草运脾和中。

加减：若痰多，胸满不能平卧，加葶苈子、莱菔子泻肺祛痰平喘；症见短气乏力，易出汗，痰量不多者为肺脾气虚，酌加党参、黄芪、防风健脾益气，补肺固表；若因外感风寒诱发，痰从寒化为饮，喘咳，痰多黏白泡沫，见表寒里饮证者，宗小青龙汤意加麻黄、桂枝、细辛、干姜散寒化饮；饮郁化热，烦躁而喘，脉浮用小青龙加石膏汤兼清郁热。

2.痰热郁肺

证候：咳逆，喘息气粗，胸部膨满，烦躁不安，痰黄或白，黏稠难咳，或伴身热微恶寒，微汗，口渴，溲黄便干，舌边尖红，苔黄或黄腻，脉滑数。

分析：痰浊内蕴，感受风热或郁久化热，痰热壅肺，故痰黄、黏白难咳；肺热内郁，清肃失司，肺气上逆，则喘咳气逆息粗，胸满；热扰于心，则烦躁；风热犯肺则发热微恶寒，微汗；痰热伤津，则口渴，溲黄，便干；舌红，苔黄或黄腻，脉数或滑数均为痰热内郁之象。

治法：清肺化痰，降逆平喘。

方药：越婢加半夏汤或桑白皮汤。越婢加半夏汤宣泻肺热，用于饮热郁肺，外有表邪，喘咳上气，目如脱状，身热，脉浮大者；桑白皮汤清肺化痰，用于痰热壅肺，喘急胸满，咳吐黄痰或黏白稠厚者。

加减：若痰热内盛，痰黄胶黏，不易咳出者，加瓜蒌皮、鱼腥草、海蛤粉、象贝母、桑白皮等清热化痰利肺；痰鸣喘息，不得平卧者，加射干、葶苈子泻肺平喘；便秘腹满者，加大黄、芒硝，通腑泄热以降肺平喘；痰热伤津，口舌干燥，加天花粉、知母、芦根以生津润燥；阴伤而痰量已少者，酌减苦寒之品，加沙参、麦门冬等养阴。

3.痰蒙神窍

证候：神志恍惚，表情淡漠，谵妄烦躁，撮空理线，嗜睡神昏，或肢体瞤动，抽搐，咳逆喘促，咳痰不爽，舌质暗红或淡紫，苔白腻或淡黄腻，脉细滑数。

分析：痰迷心窍，蒙蔽神机，故见神志恍惚，表情淡漠，谵妄烦躁，撮空理线，嗜睡神昏；肝风内动，则肢体瞤动抽搐；痰浊阻肺，肺虚痰蕴，故咳逆喘促而咳痰不爽；舌质暗红或淡紫，乃心血瘀阻之证；苔白腻或淡黄腻，脉细滑数皆为痰浊内蕴之象。

治法：涤痰开窍，熄风醒神。

方药：涤痰汤。本方可涤痰开窍，熄风止痉。方中用二陈汤理气化痰；用胆南星清热涤痰，熄风开窍；竹茹、枳实清热化痰利膈；菖蒲开窍化痰；人参扶正防脱。

加减：若痰热较盛，烦躁身热，神昏谵语，舌红苔黄者，加黄芩、葶苈子、天竺黄、竹沥以清热化痰；肝风内动，抽搐加钩藤、全蝎、另服羚羊角粉以凉肝熄风；瘀血明显，唇甲青紫加桃仁、红花、丹参活血通脉；如热伤血络，见紫斑、咯血，便血色鲜者，配清热凉血止血药，如水牛角、白茅根、生地、丹皮、紫珠草、地榆等。另外，可选用安宫牛黄丸清心豁痰开窍，每次 1 丸，日服 2 次。

4.阳虚水泛

证候：心悸，喘咳，咳痰清稀，面浮肢肿，甚则一身悉肿，腹部胀满有水，脘痞食欲缺乏，尿少，畏寒，面唇青紫，舌胖质黯，苔白滑，脉沉细。

分析：久病喘咳，肺脾肾亏虚，肾阳虚不能温化水液，水邪泛滥，则面浮肢肿，甚则一身悉肿，腹部胀满有水；水液不归州都之官，则尿少；水饮上凌心肺，故心悸，喘咳，咳痰清稀；脾阳虚衰，健运失职则脘痞食欲缺乏；脾肾阳虚，不能温煦则畏寒；阳虚血瘀，则面唇青紫；舌胖质黯，苔白滑，脉沉细为阳虚水泛之证。

治法：温肾健脾，化饮利水。

方药：真武汤合五苓散。真武汤温阳利水，五苓散健脾渗湿利水使水湿由小便而解，两方配伍，可奏温肾健脾，利尿消肿之功。方中用附子、桂枝温肾通阳；茯苓、白术、猪苓、泽泻、生姜健脾利水；赤芍活血化瘀。

加减：若水肿势剧，上凌心肺，见心悸喘满，倚息不得卧者，加沉香、牵牛子、川椒目、葶苈子行气逐水；血瘀甚，发绀明显者，加泽兰、红花、丹参、益母草、北五加皮化瘀行水。

5.肺肾气虚

证候：呼吸浅短难续，声低气怯，甚则张口抬肩，倚息不能平卧，咳嗽，痰白如沫，咳吐不利，心慌胸闷，形寒汗出，面色晦暗，舌淡或黯紫，脉沉细数无力，或结代。

分析：久病咳喘，肺肾两虚，故呼吸浅短难续，声低气怯，甚则张口抬肩，倚息不能平卧；寒饮伏肺，肾虚水泛，则咳嗽痰白如沫，咳吐不利；肺病及心，心气虚弱，故心慌胸闷；阳气虚，则形寒；腠理不固，则汗出；气虚血行瘀滞，则面色晦暗，舌淡或黯紫，脉沉细数无力，或有结代。

治法：补肺纳肾，降气平喘。

方药：平喘固本汤合补虚汤。平喘固本汤补肺纳肾，降气化痰，补虚汤重在补肺益气。方中用党参、人参、黄芪、炙甘草补肺；冬虫夏草、熟地、胡桃肉、坎脐益肾；五味子敛肺气；灵磁石、沉香纳气归元；紫菀、款冬、苏子、法半夏、橘红化痰降气。

加减：若肺虚有寒，怕冷，舌质淡，加肉桂、干姜、钟乳石温肺散寒；气虚瘀阻，颈脉动甚，面唇发绀明显者，加当归、丹参、苏木活血化瘀通脉；若肺气虚兼阴伤，低热，舌红苔少者，可加麦冬、玉竹、生地、知母等养阴清热。如见面色苍白，冷汗淋漓，四肢厥冷，血压下降，脉微欲绝等喘脱危象者，急用参附汤送服蛤蚧粉或黑锡丹补气纳肾，回阳固脱。病情稳定阶段，可常服皱肺丸。

另外，可选用验方：紫河车 1 具，焙干研末，装入胶囊，每服 3 g，适于肺胀之肾虚者。百合、枸杞子各 250 g，研细末，白蜜为丸，每服 10 g，日 3 次，适于肺肾阴虚的肺胀。

三、针灸治疗

(一)基本处方

肺俞、太渊、膻中。

肺俞、太渊为俞原配穴法，宣通肺气，止咳平喘；气会膻中，调气降逆。

(二)加减运用

1.痰浊壅肺证

加中脘、足三里、丰隆以健脾和中、运化痰湿。诸穴针用平补平泻法。

2.痰热郁肺证

加大椎、曲池、丰隆以清化痰热,大椎、曲池针用泻法。余穴针用平补平泻法。

3.痰蒙神窍证

加水沟、心俞、内关以涤痰开窍、熄风醒神,针用泻法。余穴用平补平泻法。

4.阳虚水泛证

加肾俞、关元、阴陵泉以振奋元阳、化饮利水。诸穴针用补法,或加灸法。

5.肺肾气虚证

加肾俞、太溪、气海、足三里以滋肾益肺。诸穴针用补法,或加灸法。

(三)其他

1.耳针疗法

取交感、平喘、肺、心、肾上腺、胸,每次取2～3穴,毫针刺法,中等刺激,每次留针15～30分钟,每天或隔天1次,10次为1个疗程。

2.保健灸法

经常艾灸足三里、关元、肺俞、脾俞、肾俞等穴,可增强抗病能力。

第三节　肺　　痈

肺痈是指由于热毒血瘀,壅滞于肺,以致肺叶生疮,形成脓疡的一种病证。临床表现以咳嗽,胸痛,发热,咳吐腥臭浊痰,甚则脓血相兼为主要特征。

一、病因病机

本病主要是风热火毒,壅滞于肺,热盛血瘀,蕴酿成痈,血败肉腐化脓,肺络损伤而致本病。病位在肺,病理性质属实属热。热壅血瘀是成痈化脓的病理基础。

(一)感受外邪

多为风热毒邪,经口鼻或皮毛侵袭肺脏;或因风寒袭肺,未得及时表散,内蕴不解，郁而化热，邪热壅肺，肺失清肃，肺络阻滞，以致热壅血瘀，蕴毒化脓而成痈。

(二)痰热内盛

平素嗜酒太过，或嗜食辛辣煎炸厚味，蕴湿蒸痰化热，熏灼于肺，或原有其他宿疾，肺经及他脏痰浊瘀热，蕴结日久，熏蒸于肺，以致热盛血瘀，蕴酿成痈。

二、辨证论治

(一)辨证要点

辨病程阶段，初期辨证总属实证，热证。一般按病程的先后划分为初期、成痈期、溃脓期和恢复期四个阶段。初期痰白或黄，量少，质黏，无特殊气味；成痈期痰呈黄绿色，量多、质黏稠有腥臭；溃脓期为脓血痰，其量较多，质如米粥，气味腥臭异常；恢复期痰色较黄，量减少，其质清稀，臭味渐轻。

(二)类证鉴别

风温：风温起病多表现为发热、恶寒、咳嗽、气急、胸痛等，但肺痈之寒战、高热、胸痛、咳吐浊痰明显，且喉中有腥味，与风温有别。且风温经正确及时治疗，一般邪在气分而解，多在一周内身热下降，病情向愈。如病经一周，身热不退或更盛，或退而复升，咳吐浊痰，喉中腥味明显，应进一步考虑有肺痈之可能。

(三)治疗原则

肺痈属实热证，治疗以祛邪为总则，清热解毒，化瘀排脓是治疗肺痈的基本原则。初期治以清肺散邪；成痈期则清热解毒，化瘀消痈；溃脓期治疗应排脓解毒；恢复期对阴伤气耗者治以养阴益气，如久病邪恋正虚者，当扶正祛邪，补虚养肺。

(四)分证论治

1.初期

(1)证候：恶寒发热，咳嗽，胸痛，咳时尤甚。咳吐白色黏痰，痰量由少渐多，呼吸不利，口干鼻燥。舌质淡红，舌苔薄黄或薄白少津。脉浮数而滑。

(2)治法：疏散风热，清肺散邪。

(3)方药：银翘散加减。

2.成痈期

(1)证候：身热转甚，时时振寒，继则壮热，胸满作痛，转侧不利，咳吐黄稠痰，或黄绿色痰，自觉喉间有腥味。咳嗽气急，口干咽燥，烦躁不安，汗出身热不解。舌质红，舌苔黄腻。脉滑数有力。

(2)治法:清肺解毒,化瘀消痈。

(3)方药:苇茎汤合如金解毒散加减。

3.溃脓期

(1)证候:咳吐大量脓血痰,或如米粥,腥臭异常,有时咯血,胸中烦满而痛,甚则气喘不能卧。身热,面赤,烦渴喜饮。舌质红或绛,苔黄腻,脉滑数。

(2)治法:排脓解毒。

(3)方药:加味桔梗汤加减。

4.恢复期

(1)证候:身热渐退,咳嗽减轻,咳吐脓血痰渐少,臭味不甚,痰液转为清稀。精神渐振,食欲渐增,或见胸胁隐痛,不耐久卧,气短,自汗,盗汗,低热,午后潮热,心烦,口燥咽干,面色不华,形体消瘦,精神萎靡;或见咳嗽,咳吐脓血痰日久不净,或痰液一度清稀而复转臭浊,病情时轻时重,迁延不愈。舌质红或淡红,苔薄。脉细或细数无力。

(2)治法:养阴益气清肺。

(3)方药:沙参清肺汤或桔梗杏仁煎加减。

第四章 脾胃系常见病证

第一节 呕　吐

呕吐是指胃失和降，气逆于上，胃内容物经食管、口腔吐出的一类病证。古代医家认为呕吐有别，谓“有物有声为呕”“有物无声为吐”。但呕与吐常同时发生，很难截然分开，故并称为呕吐。呕吐可见于多种急慢性病证中，本篇讨论的是以呕吐为主症的病证。干呕、恶心病机相同，只是轻重有别，故合入本篇讨论。

《黄帝内经》对呕吐的病因论述颇详。如《素问·举痛论》曰：“寒气客于肠胃，厥逆上出，故痛而呕也。”《素问·六元正纪大论》曰：“火郁之发，民病呕逆。”《素问·至真要大论》曰：“诸呕吐酸，暴注下迫，皆属于热”；“厥阴司天，风淫所胜……食则呕”；“少阴之胜……炎暑至……呕逆”；“燥淫所胜……民病喜呕，呕有苦”；“太阴之复，湿变乃举，体重中满，食饮不化，阴气上厥……呕而密默，唾吐清液。”认为呕吐可由寒气、火热、湿浊等引起。另外，还指出呕吐与饮食停滞有关，对肝、胆、脾在呕吐发生中的作用等都有论述，奠定了本病的理论基础。

在治疗上古代医家创立了许多至今行之有效的方剂，并指出呕吐有时是机体排除胃中有害物质的反应，如《金匮要略·呕吐哕下利病脉证治》曰：“夫呕家有痈脓，不可治呕，脓尽自愈。”《金匮要略·黄疸病脉证并治》曰：“酒疸，心中热，欲吐者，吐之愈。”这类呕吐常由痰水、宿食、脓血所致，不可止呕，邪去呕吐自止。

西医学的急慢性胃炎、胃黏膜脱垂症、贲门痉挛、幽门梗阻、十二指肠壅积症、肠梗阻、肝炎、胰腺炎、胆囊炎、尿毒症、颅脑疾病以及一些急性传染病等，当以呕吐为主要表现时，可参考本节辨证论治。

一、病因病机

胃主受纳和腐熟水谷，其气主降，以下行为顺，若邪气犯胃，或胃虚失和，气逆而上，则发生呕吐。《圣济总论·呕吐》曰："呕吐者，胃气上逆而不下也。"

（一）外邪犯胃

感受风寒湿燥火之邪，或秽浊之气，邪犯胃腑，气机不利，胃失和降，水谷随逆气上出，发生呕吐。正如《古今医统大全·呕吐哕》所言："无病之人卒然而呕吐，定是邪客胃府，在长夏暑邪所干，在秋冬风寒所犯。"由于感邪不同，正气之盛衰，体质之差异，胃气之强弱，外邪所致的呕吐，常因性质不同而表现各异，以寒邪致病居多。

（二）饮食不节

暴饮暴食，温凉失宜，或过食生冷油腻不洁之物，皆可伤胃滞脾，食滞内停，胃失和降，胃气上逆，发生呕吐。如《重订严氏济生方·呕吐论治》所曰："饮食失节，温凉失调，或喜餐腥烩乳酪，或贪食生冷肥腻，露卧湿处，当风取凉，动扰于胃，胃既病矣，则脾气停滞，清浊不分，中焦为之痞塞，遂成呕吐之患焉。"

（三）情志失调

恼怒伤肝，肝失条达，横逆犯胃，胃失和降，胃气上逆；或忧思伤脾，脾失健运，食停难化，胃失和降，亦可致呕。《景岳全书·呕吐》云："气逆作呕者，多因郁怒致动肝气，胃受肝邪，所以作呕。"

（四）脾胃虚弱

脾胃素虚，病后体虚，劳倦过度，耗伤中气，胃虚不能受纳水谷，脾虚不能化生精微，停积胃中，上逆成呕。《古今医统大全·呕吐哕》谓："久病吐者，胃气虚不纳谷也。"若脾阳不振，不能腐熟水谷，以致寒浊内生，气逆而呕；或热病伤阴，或久呕不愈，以致胃阴不足，胃失濡养，不得润降，而成呕吐。如《证治汇补·呕吐》所谓："阴虚成呕，不独胃家为病，所谓无阴则呕也。"

（五）其他因素

误食毒物或使用化学药物，伤及胃肠，加之情志因素或饮食调养失当，导致脾胃进一步损伤，脾胃虚弱、升降失常而出现恶心呕吐，脘腹胀满，纳呆，体倦乏力等症；后天之本受损，则气血化源不足，口久气阴亏虚。

呕吐的病因是多方面的，外感六淫，内伤饮食，情志不调，脏腑虚弱均可致呕，且常相互影响，兼杂致病。如外邪可以伤脾，气滞可以食停，脾虚或可成饮，故临床当辨证求因。

呕吐病位在胃,与肝、脾相关。胃气之和降,有赖于脾气的升清运化以及肝气的疏泄条达。若脾失健运,则胃气失和,升降失职;肝失疏泄,则气机逆乱,胃失和降,均可致呕吐。

呕吐实者由外邪、饮食、痰饮等邪气犯胃,致胃失和降,气逆而发;虚者由气虚、阳虚、阴虚等正气不足,使胃失温养、濡润,胃气不降所致。一般说来,初病多实,呕吐日久,损伤脾胃,中气不足,由实转虚。基本病机在于胃失和降,胃气上逆。《景岳全书·呕吐》云:"呕吐一证,最当详辨虚实,实者有邪,去其邪则愈;虚者无邪,则全由胃气之虚也。所谓邪者,或暴伤寒凉,或暴伤饮食,或因胃火上冲,或因肝气内逆,或以痰饮水气聚于胸中,或以表邪传里,聚于少阳阳明之间,皆有呕证,此皆呕之实邪也。所谓虚证,或其本无内伤,又无外感,而常为呕吐者,此既无邪,必胃虚也。或遇微寒,或遇微劳,或遇饮食少有不调,或肝气微逆,即为呕吐者,总胃虚也。"

二、诊断

(1)以呕吐食物、痰涎、水液诸物为主症,一日数次不等,持续或反复发作,常兼有脘腹不适,恶心纳呆,泛酸嘈杂等症。

(2)起病或急或缓,常有恶心欲吐之感,多由气味、饮食、情志、冷热等因素而诱发,或因服用化学药物,误食毒物而致。

三、相关检查

(1)胃镜、上消化道钡餐透视可了解胃十二指肠情况。

(2)血常规、血尿淀粉酶、腹部B超对确定胰腺及胆囊病变的性质有意义。

(3)腹部透视、头部CT或MRI以了解有无肠梗阻、颅脑占位性病变。

(4)若患者面色萎黄,呕吐不止,伴有尿少、浮肿,应及时检查肾功能,以确诊肾功能不全所致呕吐。

(5)育龄期妇女,应作尿液检查,查妊娠试验。

(6)呕吐不止,需检查电解质,了解有无电解质紊乱。

四、鉴别诊断

(一)反胃

反胃多由脾胃虚寒,胃中无火,难于腐熟,食入不化所致。表现为食饮入胃,滞停胃中,良久尽吐而出,吐后转舒,即古人称"朝食暮吐,暮食朝吐"。而呕吐是以有声有物为特征,病机为邪气干扰,胃虚失和所致。实者食入即吐,或不食亦吐，并无规律。虚者时吐时止，但多吐出当日之食。

（二）霍乱

急性呕吐当与霍乱鉴别。急性呕吐以呕吐为主，不伴腹泻；而霍乱则上吐下泻，或伴有腹痛如绞，吐泻剧烈者可出现肢冷、脉沉等危象。

（三）噎膈

呕吐与噎嗝，皆有呕吐的症状。然呕吐之病，进食顺畅，吐无定时。噎嗝的病位在食管，呕吐的病位在胃。噎嗝之病，进食哽噎不顺或食不得入，或食入即吐，甚者因噎废食。呕吐大多病情较轻，病程较短，预后尚好。而噎嗝多病情深重，病程较长，预后欠佳。

五、辨证要点

（一）辨可吐不可吐

降逆止呕为治疗呕吐的正治之法，但人体在应激反应状态下会出现保护性的呕吐，使胃内有害物质排出体外，不需要运用止吐的方法。如胃因痰饮、食滞、毒物、痈脓等有害之物发生呕吐时，不可见呕止呕，因这类呕吐可使邪有出路，邪去则呕吐自止。甚至当呕吐不畅时，尚可用探吐之法，切不可降逆止呕，以免留邪，与应该止吐之证区别清楚。

（二）辨实与虚

因外邪、饮食、七情因素，病邪犯胃所致，发病急骤，病程较短，呕吐量多，呕吐物多酸腐臭秽，或伴有表证，脉实有力，多为实证；因脾胃虚寒，胃阴不足而成，起病缓慢，病程较长，呕而无力，时作时止，吐物不多，酸臭不甚，常伴有精神萎靡，倦怠乏力，脉弱无力，多为虚证。

（三）辨呕吐物

吐物的性质常反映病变的寒热虚实、病变脏腑等。如酸腐难闻，多为食积内腐；黄水味苦，多为胆热犯胃；酸水绿水，多为肝气犯胃；痰浊涎沫，多为痰饮中阻；泛吐清水，多属胃中虚寒，或有虫积；黏沫量少，多属胃阴不足。

（四）辨可下与禁下

呕吐之病不宜用下法，病在胃不宜攻肠，以免引邪内陷。且呕吐尚能排除积食、败脓等，若属虚者更不宜下，兼表者下之亦误。所以，仲景有“患者欲吐者不可下之”之训。但若确属胃肠实热，大便秘结，腑气不通，而致浊气上逆，气逆作呕者，可用下法，通其便，折其逆，使浊气下行，呕吐自止。

六、治疗

呕吐的治疗原则以和胃降逆为主。实者重在祛邪，根据病因分别施以解表、消食,化痰、降气之法,辅以和胃降逆之品,以求邪去胃安呕止。虚者重在扶正,分别施以益气、温阳、养阴之法,辅以降逆止呕之药,以求正复胃和呕止之功。虚实夹杂者,应适当兼顾治之。

(一)实证

1.外邪犯胃

主证:发病急骤,突然呕吐。

兼次证:常伴发热恶寒,头身疼痛,或汗出,头身困重,胸脘满闷,不思饮食。

舌脉:苔白;脉濡缓。

分析:外感风寒之邪,或夏令暑秽浊之气,动扰胃腑,浊气上逆,故突然呕吐,胸脘满闷,不思饮食;邪束肌表,营卫失和,故恶寒发热,头身疼痛;伤于寒湿,则苔白,脉濡缓。

治法:解表疏邪,和胃降逆。

方药:藿香正气散加减。

加减:方中藿香辛散风寒,芳化湿浊,和胃悦脾;辅以半夏燥湿降气,和胃止呕;厚朴行气化湿,宽胸除满;苏叶、白芷助藿香外散风寒,兼可芳香化湿;陈皮理气燥湿,并能和中;茯苓、白术健脾运湿;大腹皮行气利湿;桔梗宣肺利膈;生姜、大枣和脾胃,共为佐药;使以甘草调和诸药。若风寒偏重,寒热无汗,可加荆芥、防风疏风散寒;若暑湿犯胃,身热汗出,可加香薷饮解暑化湿;如秽浊犯胃,呕吐甚剧,可吞服玉枢丹辟秽止呕;若风热犯胃,伴头痛身热,可用银翘散去桔梗之升提,加橘皮、竹茹清热和胃;若兼食滞,脘闷腹胀,嗳腐吞酸,可去白术、甘草,加神曲、鸡内金、莱菔子以消积导滞;若暑热犯胃,壮热口渴,可选用连朴饮。

2.饮食停滞

主症:呕吐酸腐,脘腹胀满,嗳气厌食,得食愈甚,吐后反快。

兼次症:大便或溏或结,气味臭秽。

舌脉:苔厚腻;脉滑实。

分析:食滞内阻,浊气上逆,故呕吐酸腐;食滞中焦,气机不利,故脘腹胀满,嗳气厌食;升降失常,传导失司,则大便不正常,化热与湿相搏,则便溏,热邪伤津,则便结;湿热内蕴,则苔厚腻,脉滑实。

治法:消食导滞,和胃降逆。

方药:保和丸加减。

加减:方中山楂为主药,以消一切饮食积滞;辅以神曲消食健脾,莱菔子消食下气;佐以半夏、陈皮行气化滞,和胃止呕;茯苓健脾利湿和中;食积易化热,故佐连翘清热而散结。若积滞化热，腹胀便秘，可合小承气汤通腑泄热，使浊气下行，呕吐自止；若食已即吐，口臭干渴，胃中积热上冲，可用大黄甘草汤清胃降逆；若误食不洁、酸腐败物，而见腹中疼痛，欲吐不得者，可因势利导，用瓜蒂散探吐祛邪。

3.痰饮内停

主症：呕吐多为清水痰涎，头眩心悸。

兼次症：胸脘痞闷，不思饮食，或呕而肠鸣有声。

舌脉：苔白腻；脉滑。

分析：脾不运化，痰饮内停，胃气不降，则胸脘痞闷，呕吐清水痰涎。水饮上犯，清阳之气不展，故头眩。水气凌心则心悸。苔白腻，脉滑，为痰饮内停之证。

治法：温化痰饮，和胃降逆。

方药：小半夏汤合苓桂术甘汤加减。

加减：前方重在和中止呕，为治痰饮呕吐的基础方；后方重在健脾燥湿，温化痰饮。方中半夏、生姜和胃降逆，茯苓、桂枝、白术、甘草温脾化饮。若气滞腹痛者，可加厚朴、枳壳行气除满；若脾气受困，脘闷不食，可加砂仁、白豆蔻、苍术开胃醒脾；若痰浊蒙蔽清阳，头晕目眩，可用半夏白术天麻汤；若痰郁化热，烦闷口苦，可用黄连温胆汤清热化痰。另还可辨证选用二陈汤、甘遂半夏汤等。

4.肝气犯胃

主症：呕吐吞酸，嗳气频作。

兼次症：胸胁胀满，烦闷不舒，每因情志不遂而呕吐吞酸更甚。

舌脉：舌边红，苔薄腻；脉弦。

分析：肝气不疏，横逆犯胃，胃失和降，因而呕吐吞酸，嗳气频作，气机阻滞，肝失疏泄，胸胁胀满，烦闷不舒；舌边红，苔薄腻，脉弦，为气滞肝旺之证。

治法：疏肝理气，和胃止呕。

方药：半夏厚朴汤合左金丸加减。

加减：前方以厚朴、紫苏理气宽中，半夏、生姜、茯苓降逆和胃止呕；后者黄连、吴茱萸辛开苦降以止呕。若气郁化火，心烦口苦咽干，可合小柴胡汤清热止呕；若兼腑气不通，大便秘结，可用大柴胡汤清热通腑；若气滞血瘀，胁肋刺痛，可用膈下逐瘀汤活血化瘀。还可辨证选用越鞠丸、柴胡疏肝散等。

(二)虚证

1.脾胃虚寒

主症：饮食稍有不慎，即易呕吐，大便溏薄，时作时止。

兼次症：胃纳不佳，食入难化，脘腹痞闷，口淡不渴，面色少华，倦怠乏力。

舌脉：舌质淡，苔薄白；脉濡弱。

分析：脾胃虚弱，中阳不振，水谷熟腐运化不及，故饮食稍有不慎即吐，时作时止；阳虚不能温布，则面白少华，倦怠乏力；中焦虚寒，气不化津，故口干而不欲饮。脾虚则运化失常，故大便溏薄。舌质淡，苔薄白，脉濡弱，乃脾阳不足之象。

治法：益气健脾，和胃降逆。

方药：理中丸加味。

加减：方中人参甘温入脾，补中益气；干姜辛热温中；白术燥湿健脾；炙甘草和中扶正，以达益气健脾，和胃降逆。若胃虚气逆，心下痞硬，干噫食臭，可用旋覆花代赭汤降逆止呕；若中气大亏，少气乏力，可用补中益气汤补中益气，升阳举陷；若病久及肾，肾阳不足，腰膝酸软，肢冷汗出，可用附子理中汤加肉桂、吴茱萸等温补脾肾。

2.胃阴不足

主症：呕吐反复发作，时作干呕。

兼次症：呕吐量不多，或仅涎沫，口燥咽干，胃中嘈杂，似饥而不欲食。

舌脉：舌质红，少津；脉细数。

分析：胃热不清，耗伤胃阴，以致胃失濡养，气失和降，所以呕吐反复发作，时作干呕，似饥而不欲食。津液不能上承，故口燥咽干；舌质红少津，脉细数，为津液耗伤，虚中有热之象。

治法：滋养胃阴，降逆止呕。

方药：麦门冬汤加减。

加减：方以人参、麦门冬、粳米、甘草等滋养胃阴，半夏降逆止呕。若阴虚甚，五心烦热者，可加石斛、天花粉、知母养阴清热；若呕吐较甚，可加橘皮、竹茹、枇杷叶降气化痰止呕；若阴虚便秘，可加火麻仁、瓜蒌仁、白蜜润肠通便；阴虚呕吐者，去半夏加鲜芦根、刀豆子。

七、转归及预后

一般来说，实证呕吐病程短，病情轻，易治愈，虚证及虚实夹杂者，则病程长，病情重，反复发作，时作时止，较为难治。若失治误治，亦可由实转虚，虚实夹杂，由轻转重，久病久吐，脾胃衰败，化源不足，易生变证。所以，呕吐应及时诊治，防止后天之本受损。呕吐在其他各种病证过程中出现时也应重视。

第二节 呃 逆

呃逆是以喉间呃呃有声，声短而频，不能自控为主要临床表现的一种病证。古称“哕”，又称“哕逆”，俗称打嗝。

呃逆在《黄帝内经》中称“哕”，并阐发了其病机，《素问·宣明五气》篇曰：“胃气上逆，为哕。”同时记载了三种简便的治疗方法，如《灵枢·杂病》云：“哕，以草刺鼻，嚏而已；无息而立迎引之，立已；大惊之，亦可已。”至元·朱丹溪始称“呃”，《丹溪心法·呃逆》篇曰：“古谓之哕，近谓之呃，乃胃寒所生，寒气自逆而呃上。亦有热呃，亦有其他病发呃者。”至明代统称“呃逆”，《景岳全书·呃逆》篇曰：“而呃之大要，亦惟三者而已，则一曰寒呃，二曰热呃，三曰虚脱之呃。”对本病分类可谓提纲挈领。清·李用粹《证治汇补·呃逆》篇，将呃逆分为火、寒、痰、虚、瘀五种，并对每种呃逆的临床表现进行了较详细的论述，至今仍有一定的临床指导意义。

现代医学的单纯性膈肌痉挛、胃肠神经官能症、食管癌、胃炎、胃扩张、肝硬化晚期、脑血管病、尿毒症等疾病，以及胃、食管手术后或其他原因引起的膈肌痉挛，出现呃逆的临床表现时，可参考本节进行辨证论治。

一、病因病机

呃逆的病因多为饮食不当、情志不舒和正气亏虚等，或突然吸入冷空气而引发呃逆。其病机主要是胃失和降，胃气上逆，动膈冲喉。

（一）外感寒邪

外感寒邪，胃中吸入冷气，寒遏胃阳，气机不利，气逆动膈，上冲于喉，发出呃呃之声，不能自制。

（二）饮食不当

由于过食生冷，或因病而服寒凉药物过多，寒气蕴结中焦，损伤胃阳，胃失温煦，或过食辛辣煎炒之物，或醇酒厚味，或因病过用温补之剂，燥热内生，胃火炽盛，胃失和降，反作上逆，发生呃逆。

（三）情志不舒

因恼怒太过，肝失条达，气机不利，以致肝气横逆犯胃，胃失和降，气逆动膈。或因肝气郁结，不能助脾运化，聚湿生痰；或因忧思伤脾，脾失健运，滋生痰湿；或因气郁化火，灼津成痰；或素有痰饮内停，复因恼怒，皆可致逆气挟痰，上犯动膈而发生呃逆。

(四)体虚病后

禀赋不足，年老体弱，久病肾虚，或劳累太过耗伤中气，脾阳失温，胃气虚衰，清气不升，浊气不降，气逆动膈冲喉而发生呃逆。或过汗、吐、下，虚损误攻，妇人产后，或热病伤阴，使胃阴不足，失于润养，和降失职，虚火上炎动膈冲喉而发生呃逆。

呃逆之病位在膈，病变关键脏腑在胃，与肺、肝、脾、肾诸脏有关。膈位于肺胃之间，膈上为肺，膈下为胃，二脏与膈位置邻近，经脉又相连属。若肺失肃降或胃气上逆，皆可致膈间气机不利，逆气动膈，上冲喉间，发出呃呃之声。手太阴肺之经脉，起于中焦，下络大肠，还循胃口，上膈属肺，将胃、膈、肺三者紧密相连。另外，胃之和降，还赖于肝之条达，若肝气郁滞，横逆犯脾胃，气逆动膈，亦成呃逆。肺胃之气的和降，又赖于肾气的摄纳，若久病伤肾，肾失摄纳，则肺胃之气不能顺降，上逆动膈而发呃逆。可见呃逆病机关键在于胃失和降，胃气上逆，动膈冲喉。胃气上逆，除胃本身病变外，同时与肺气肃降，肾气摄纳，肝气条达之功能紊乱等均有关系。

二、诊断要点

(一)症状

自觉气逆上冲，喉间呃呃连声，声短而频，不能自制为主证，其呃声或高或低，发作间隔或疏或密，间歇时间不定。伴有胸膈痞闷，胃脘不舒，嘈杂灼热，腹胀嗳气，心烦不寐等症状。多与受凉，过食寒凉、辛辣，或情志郁怒等诱发因素有关。偶发性的呃逆，或病危胃气将绝时之呃逆，为短暂症状，不列为呃逆病。

(二)检查

X线胃肠钡透及内镜等检查有助于诊断。必要时检查肝、肾功能，进行B超、心电图、CT等有助于鉴别诊断的检查。

三、鉴别诊断

(一)嗳气

嗳气与呃逆同属胃气上逆之证，嗳气声音低缓而长，可伴酸腐气味，气排出后自感舒适，病势较缓，多在饱食、情志不畅时发病。而不同于呃逆喉间呃呃连声，声短而频，不能自制。

(二)干呕

干呕与呃逆同属胃气上逆之证,干呕患者可见呕吐之状,但有声无物,或有少量痰涎而无食物吐出。干呕之声为呕声,也不同于呃逆的呃呃连声,声短而频。

四、辨证

辨证时首先要分清功能性呃逆和病理性呃逆。若因受寒或肝郁出现短暂的呃逆,又无明显兼症,可不治自愈。非器质性病变引起的呃逆为功能性疾病,经治可愈。若呃逆反复发作,并有明显的兼症,或出现在其他慢性病症的过程中,可视为病理性呃逆,当辨证治疗。首先辨清此病的寒热虚实。寒者呃声沉缓有力,得热则减,遇冷加重,伴胃脘不适,苔白脉缓;热者呃声洪亮,声高短促,伴口臭烦渴,便秘溲赤,苔黄脉大;虚者呃声低长,时断时续,体虚脉弱;实者呃声洪亮,连续发作,脉弦有力等。

(一)胃寒气逆

1.证候

呃逆声沉缓有力,得热则减,遇寒加重,喜食热饮,恶食冷饮,膈间及胃脘痞满不适,或有冷感,口淡不渴,舌质淡,苔白或白滑,脉象迟缓。多在过食生冷,受凉、受寒后发病。

2.分析

由过食生冷或受凉等,致寒积中焦,胃气为寒邪阻遏,胃失和降,上逆动膈冲喉而成呃逆;胃中实寒,故呃声沉缓有力;胃气不和,故脘膈痞闷不适。得热则减,遇寒更甚者,是因寒气得温则行,遇寒则凝之故;口淡不渴,舌苔白,脉迟缓者,均属胃中有寒之象。

(二)胃火上逆

1.证候

呃声洪亮,冲逆而出,口臭烦渴,多喜冷饮,尿黄便秘,舌红苔黄或黄燥,脉滑数。多在过食辛辣,或饮酒等后发病。

2.分析

由于嗜食辛辣烤制及醇酒厚味之品,或过用温补药物,或素体阳盛再加辛辣等品,久则胃肠积热化火,胃火上冲,故呃声洪亮,冲逆而出;阳明热盛,灼伤胃津,故口臭烦渴而喜冷饮;热邪内郁,肠间燥结,故大便秘结,小便短赤;舌苔黄,脉滑数,均为胃热内盛之象。

(三)气逆痰阻

1.证候

呃逆连声,呼吸不利,脘胁胀满,或肠鸣矢气,可伴恶心嗳气,头目昏眩,脘闷食少,或见形体肥胖,平时多痰,舌苔薄腻,脉象弦滑。常在抑郁恼怒后加重,情志舒畅时缓解。

2.分析

因七情所伤,肝气郁结,失于条达,横犯脾胃,胃气上冲动膈而成呃逆;肝郁气滞,故胸胁胀满不舒;气郁日久化火,灼津成痰,或因肝木克脾,脾失健运,聚湿成痰,痰气互结,阻于肺则呼吸不利,阻于胃则恶心嗳气,阻于肠则肠鸣矢气;清气不升,浊阴不降,故见头目昏眩;舌苔薄腻,脉象弦滑,皆为气逆痰阻之象。

(四)脾胃虚寒

1.证候

呃声低沉无力,气不得续,泛吐清水,面色苍白,手足欠温,伴有脘腹冷痛,食少乏力,或见腰膝无力,大便稀溏或久泻。舌淡苔白,脉沉细而弱。

2.分析

若饮食不节或劳倦伤中,使脾胃阳气受损;或素体阳虚,脾胃无力温养,脾胃升降失调,则胃气上逆,故呃声低弱无力,气不得续。脾胃俱虚,运化无力,则食少乏力;阳虚则水饮停胃,故泛吐清水;若久病及肾,肾阳衰微,则腰膝无力,便溏久泻;手足不温,舌淡苔白,脉沉而细,均为阳虚之象。

(五)胃阴不足

1.证候

呃声短促,气不连续,口干舌燥,烦渴少饮,伴不思饮食,或食后饱胀,大便干燥,舌质红少苔,或有裂纹,脉细而数。

2.分析

由于热病或郁火伤阴,或辛温燥热之品耗损津液,使胃中津液不足,胃失濡养,难以和降,气逆扰膈,故呃声短促,虚则气不连续;胃阴耗伤不能上润,则见口干舌燥,烦渴少饮;脾胃虚弱,运化无力,故见不思饮食,食后饱胀;津液耗伤,大肠失润,故大便干燥;舌质红,苔少而干,脉细数,均为阴虚之象。

五、治疗

呃逆治疗当以和胃、降逆、平呃为主。但要根据病情的寒热虚实之偏重不同,分别以寒则温之,热则清之,实则泻之,虚则补之的方法治疗。若重病中出现呃逆，治当大补元气，或滋阴养液以急救胃气。

(一)中药治疗

1.胃寒气逆

(1)治法：温中散寒，降逆止呃。

(2)处方：丁香散(《古今医统大全》)。方中丁香辛温，散寒暖胃为君，柿蒂味苦，下气降逆止呃为臣，二者相合，温中散寒，降逆止呃，两者相得益彰，疗效甚好，为临床治疗呃逆常用要药；佐以良姜温中散寒，宣通胃阳；使以炙甘草和胃益气。

若兼痰湿者，症见脘闷腹胀不舒，可加半夏、厚朴、陈皮等和降胃气，化痰导滞；兼表寒者，加苏叶、藿香以散寒解表，和胃降逆。

寒呃日久，中阳受伤可选用丁香柿蒂汤，以益气温中，降逆止呃；日久虚寒呃逆，可选用加味四逆汤，以补阳散寒，降逆止呃。

另可选用朴沉化郁丸，每次 9 g，每天 2 次，温开水送服；或用荜澄茄、良姜各等分，研末，加醋少许调服，每天 1 剂，连用 3 天。

2.胃火上逆

(1)治法：清热和胃，降逆止呃。

(2)处方：竹叶石膏汤(《伤寒论》)。方中竹叶、生石膏辛凉甘寒，清泻胃火为主药；佐以法半夏和胃降逆；人参、麦冬养胃生津；粳米、甘草益胃和中。

若胃气不虚者去人参，常加柿蒂、竹茹降逆止呃；便秘者则合小承气汤，用大黄、枳实、厚朴通利大便，釜底抽薪，此乃上病下治之法；若中焦积热日久伤阴，可选用清胃散以清泻胃火，凉血养阴，降逆止呃。

另可用左金丸，每次 9 g，每天 2 次，温开水送服；或用柿蒂、黄连各 10 g，水煎内服治疗热呃。

3.气逆痰阻

(1)治法：理气化痰，降逆止呃。

(2)处方：旋覆代赭石汤(《伤寒论》)方中旋覆花下气消痰，代赭石重镇降逆，二药相配，一轻一重，共成和降之功为主药；法半夏、生姜化痰和胃，佐以人参补中益气；甘草、大枣和中并引药归经。

如胃气不虚，可去人参、甘草、大枣，以防壅滞气机，加木香以行气止呃；若痰湿明显，可加陈皮、茯苓、浙贝以醒脾化痰；若兼热象，可加黄芩、竹茹以清热化痰。

本型还可选用木香顺气丸，每次 6 g，每天 2 次，温开水冲服；疏肝丸，每次

1 丸，每天 2 次，温开水送服。

4.脾胃虚寒

(1)治法：温补脾胃，和中降逆。

(2)处方：理中丸(《伤寒论》)加减。方中干姜温中祛寒为主药；辅以人参、白术、炙甘草健脾益胃；刀豆甘温，温中下气，善治呃逆；丁香、白豆蔻辛温芳香，行气暖胃，宽膈止呃。

若寒甚者，加附子温中祛寒；肾阳不足者加肉桂、山萸肉等以温肾补脾。本型也可选用附子理中丸，每次 1 丸，每天 2 次，温开水送服。

5.胃阴不足

(1)治法：益气养阴，和胃止呃。

(2)处方：益胃汤(《温病条辨》)加减。方中沙参、麦冬、玉竹、生地、冰糖甘润养阴益胃；可酌加柿蒂、刀豆、枇杷叶等顺气降逆。全方合用以达益气养阴、和胃止呃之效。

若神疲乏力，气阴两虚者，可加沙参、白术、山药；若食欲缺乏腹胀加炒麦芽、炒谷芽等；若阴虚火旺，咽喉不利加石斛、芦根以养阴清热。

本型也可选用枇杷膏，每次 10 g，每天 3 次，温开水冲服；或用大补阴丸，每次 1 丸，每天2 次，温开水送服。

(二)针灸治疗

1.基本处方

取穴：膈俞、内关、膻中、中脘、足三里。

膈俞利膈止呃；内关宽胸利膈，畅通三焦气机；膻中宽胸理气，降逆止呃；中脘、足三里和胃降逆。

2.加减运用

(1)胃寒气逆证：加梁门、气海以温胃散寒、疏通膈气、降逆止呃，针用补法，或加灸法。余穴针用平补平泻法，或加灸法。

(2)胃火上逆证：加内庭以清泻胃火、降逆止呃。诸穴针用泻法。

(3)气逆痰阻证：加太冲、阴陵泉以降逆化痰。诸穴针用平补平泻法。

(4)脾胃虚寒证：加关元、命门以温补中焦、和胃止呃。诸穴针用补法，或加灸法。

(5)胃阴不足证：加胃俞、三阴交以养阴止呃。诸穴针用补法。

3.其他

(1)耳针疗法：取耳中、胃、神门、肝、心，毫针强刺激，留针 30 分钟，每天 1

次；也可采用耳针埋藏或用王不留行籽贴压法。

(2)拔罐法：取中脘、梁门、气海，或用膈俞、肝俞、胃俞，每次留罐 15～20 分钟，每天 1～2 次。

(3)穴位贴敷法：用麝香粉 0.5 g，放入神阙穴内，用伤湿止痛膏固定，适用于实证呃逆，尤其以肝郁气滞者取效更捷；或用吴茱萸 10 g，研细末，用醋调成膏状，敷于双侧涌泉穴，胶布或伤湿止痛膏固定，可引气火下行，适用于各种呃逆，对肝、肾气逆引起的呃逆尤为适宜。

(4)指压疗法：翳风、攒竹、内关、天突，任取 1 穴，用拇指或中指重力按压，以患者能耐受为度，连续按揉 1～3 分钟，同时令患者深吸气后屏住呼吸，常能立即止呃；或取 T_2～L_1 双侧夹脊穴、肺俞-肾俞的膀胱经，先用拇指或掌根摩揉，再提捏膀胱经 3～5 遍，后用拇指点按双侧膈俞1～2 分钟。

第三节　反　　胃

反胃是以脘腹痞胀，宿食不化，朝食暮吐，暮食朝吐为主要临床表现的一种病。

一、历史沿革

反胃又称胃反。胃反之名，首见于汉代张仲景《金匮要略·呕吐哕下利病脉证治》篇。宋代《太平圣惠方·治反胃呕吐诸方》则称之为“反胃”。其后亦多以反胃名之。

《金匮要略·呕吐哕下利病脉证治》中说：“趺阳脉浮而涩，浮则为虚，涩则伤脾；伤脾则不磨，朝食暮吐，暮食朝吐，宿谷不化，名为胃反。”明确指出本病的病机主要是脾胃损伤，不能腐熟水谷。有关治疗方面，提出了使用大半夏汤和茯苓泽泻汤，至今仍为临床所常用。

隋代巢元方《诸病源候论·胃反候》对《金匮要略》之说有所发挥，将病因病机归纳为血气不足、胃寒停饮、气逆胃反，指出“荣卫俱虚，其血气不足，停水积饮，在胃脘则脏冷，脏冷则脾不磨，脾不磨则宿谷不化，其气逆而成胃反也”。

唐代王冰在《素问》注文中更将本病精辟总结为“食入反出，是无火也”。宋代《圣济总录·呕吐门》也说：“食久反出，是无火也。”

金元时期，朱丹溪《丹溪心法・翻胃》提出血虚、气虚、有热、有痰之说，治法方药则更趋丰富全面。

明代张景岳对于反胃的病因、病机、辨证、治法、方药等有了系统性的阐发，他在《景岳全书・反胃》一节中说："或以酷饮无度，伤于酒湿，或以纵食生冷，败其真阳；或因七情忧郁，竭其中气；总之，无非内伤之甚，致损胃气而然。"又说："反胃一证，本属火虚，盖食入于胃，使胃暖脾强，则食无不化，何至复出……然无火之由，则犹有上中下三焦之辨，又当察也。若寒在上焦，则多为恶心或泛泛欲吐者，此胃脘之阳虚也。若寒在中焦，则食入不化，每食至中脘，或少顷或半日复出者，此胃中之阳虚也。若寒在下焦，则朝食暮吐，暮食朝吐，乃以食入幽门，丙火不能传化，故久而复出，此命门之阳虚也。""虚在上焦，微寒呕吐者，惟姜汤为最佳，或橘皮汤亦可，虚在中焦而食入反出者，宜五君子煎、理中汤……虚在下焦而朝食暮吐……其责在阴，非补命门以扶脾土之母，则火无以化，土无以生，亦犹釜底无薪，不能腐熟水谷，终无济也。宜六味回阳饮，或人参附子理阴煎，或右归饮之类主之。此屡用之妙法，不可忽也"。"反胃由于酒湿伤脾者，宜葛花解酲汤主之，若湿多成热，而见胃火上冲者，宜黄芩汤或半夏泻心汤之类主之"。其中补命门火之说是他对本病治疗上的一大创见。

明代李中梓根据临床实际，进一步丰富了反胃的辨证内容。他在《医宗必读・反胃噎嗝》中说："反胃大都属寒，然不可拘也。脉大有力，当作热治，脉小无力，当作寒医。色之黄白而枯者为虚寒，色之红赤而泽者为实热，以脉合证，以色合脉，庶乎无误。"

清代李用粹《证治汇补・反胃》对七情致病的认识较为深刻。他说："病由悲愤气结，思虑伤脾……皆能酿成痰火，妨碍饷道而食反出。"对反胃的病因病机，作了新的补充。清代陈士铎《石室秘录・噎嗝反胃治法》说："夫食入于胃而吐出，似乎病在胃也，谁知肾为胃之关门，肾病而胃始病。"这种看法，与张景岳补命门以扶脾土的观点基本相同。清代沈金鳌《杂病源流犀烛・噎塞反胃关格源流》言："反胃原于真火衰微，胃寒脾弱，不能纳谷，故早食晚吐，日日如此，以饮食入胃，既抵胃之下脘，复返而出也。若脉数，为邪热不杀谷，乃火性上炎，多升少降也"。同时指出："亦有瘀血阻滞者，亦有虫而反出者，亦有火衰不能生土，其脉沉迟者。"进一步丰富了对反胃病因病机的认识。

以上所引各家之说，从不同的方面对反胃作了阐述，使本病的辨证论治内容日趋完善。

二、范围

西医学的胃十二指肠溃疡病、胃十二指肠憩室、急慢性胃炎、胃黏膜脱垂症、十二指肠淤积症、胃部肿瘤、胃神经症等，凡并发胃幽门部痉挛、水肿、狭窄，或胃动力紊乱引起胃排空障碍，而在临床上出现脘腹痞胀，宿食不化，朝食暮吐，暮食朝吐等症状者，均可参照本篇内容辨证论治。

三、病因病机

反胃多由饮食不节，酒色过度，或长期忧思郁怒，损伤脾胃之气，并产生气滞、血瘀、痰凝阻胃，使水谷不能腐熟，宿食不化，导致脘腹痞胀，胃气上逆，朝食暮吐，暮食朝吐。

(一)脾胃虚寒

饥饱失常，嗜食寒凉生冷，损及脾阳，以致脾胃虚寒，不能消化谷食，终至尽吐而出。思虑不解，或久病劳倦多可伤脾，房劳过度则伤肾，脾伤则运化无能不能腐熟水谷；肾伤则命火衰微，不能温煦脾土，则脾失健运，谷食难化而反。

(二)痰浊阻胃

酒食不节、七情所伤、房室、劳倦等病因，均可损伤脾胃，因之水谷不能化为精微而成湿浊，积湿生痰，痰阻于胃，逐使胃腑失其通降下行之功效，宿食不化而成反胃。

(三)瘀血积结

七情所伤，肝胃气滞，或遭受外伤，或手术创伤等原因可导致气滞血瘀。胃络受阻，气血不和，胃腑受纳、和降功能不及，饮食积结而成反胃。

(四)胃中积热

多由于长期大量饮酒，吸烟，嗜食甘肥浓、膏粱厚味，经常进食大量辣椒等辛烈之品，均可积热成毒，损伤胃气，而成反胃之证。抑或痰浊阻胃，瘀血积结，郁久化热。邪热在胃，火逆冲上，不能消化饮食，而见朝食暮吐，暮食朝吐。此即《素问·至真要大论篇》病机十九条中所说“诸逆冲上，皆属于火”“诸呕吐酸……皆属于热”之意。

由此可见，本病病位在胃，脾胃虚寒、不能腐熟水谷是导致本病的最主要因素，但同时与肝、脾、肾等脏腑密切相关。除气滞、气逆外，还有痰浊、水饮、积热、瘀血等病理因素共同参与发病过程，而且各种病因病机之间往往相互转化。痰浊、水饮多为脾胃虚寒所致；痰浊、瘀血等可使气虚、气滞、食停，同时也可郁久化热；诸因均可久病入络，而成瘀血积结。

四、诊断与鉴别诊断

(一)诊断

1.发病特点

反胃在临床上较为常见,患者以成年人居多,男女性别差异不大,对老年患者要特别提高警惕,注意是否有癌肿等病存在。

2.临床表现

本病多为缓起,先有胃脘疼痛、吐酸、嘈杂、食欲缺乏,食后脘腹痞胀等症状,若迁延失治或治疗不当,病情则进一步加剧,逐渐出现脘腹痞胀加剧,进食后尤甚,饮食不能消化下行,停积于胃腑,终致上逆而呕吐。其呕吐的特点是朝食暮吐,暮食朝吐,呕出物多为未经消化的宿食,或伴有痰涎血缕;严重患者亦可呕血。

患者每因呕吐而不愿进食,人体缺乏水谷精微之濡养,日见消瘦,面色萎黄,倦怠无力。由于饮食停滞于胃脘不能下行,按压脘部则感不适,有时并可触及包块;振摇腹部,可听到漉漉水声。

脉象,舌质,舌苔,则每随其或寒或热,或虚或实而表现不同,可据此作为进一步的辨证依据。

(二)鉴别诊断

1.呕吐

从广义言,呕吐可以包括反胃,而反胃也主要表现为呕吐。但一般呕吐多是食已即吐,或不食亦吐,呕吐物为食物、痰涎、酸水等,一般数量不多。反胃则主要是朝食暮吐,暮食朝吐,患者一般进食后不立即呕吐,但因进食后,食物停积于胃腑,不能下行,至一定时间,则尽吐而出,吐后始稍感舒畅。所吐出的多为未经消化的饮食,而且数量较多。

2.噎膈

噎膈是指吞咽时哽噎不顺,饮食在胸膈部阻塞不下,和反胃不同。反胃一般多无吞咽哽噎,饮食不下是饮食不能下通幽门,在食管则无障碍。噎膈则主要表现为吞咽困难,饮食不能进入贲门。噎膈虽然也会出现呕吐,但都是食入即吐,呕吐物量不多,经常渗唾痰涎,据此亦不难作出鉴别。

五、辨证

(一)辨证要点

1.注意呕吐的性质和呕吐物的情况

反胃的主要特征是朝食暮吐,暮食朝吐,因此在辨证中必须掌握这一特点。

要详细询问病史，例如呕吐的时间、呕吐的次数、呕吐物性状及多少等，这对于辨证来说具有较大价值。

2.要细辨反胃的证候

反胃的辨证可概括为寒、热、痰、瘀四个主要证型。除从呕吐物的性质内容判断外，其他症状、脉象、舌质、舌苔、患者过去和现在的病史、身体素质等，均有助于辨证。

(二)证候

1.脾胃虚寒

症状：食后脘腹胀满，朝食暮吐，暮食朝吐，吐出宿食不化及清稀水液，吐尽始觉舒适，大便溏少，神疲乏力，面色青白，舌淡苔白，脉细弱。甚者面色苍白，手足不温，眩晕耳鸣，腰酸膝软，精神萎靡。舌淡白，苔白滑，脉沉细无力。

证候分析：此证之主要病机是脾胃虚寒，即胃中无火。因胃中无火，胃失腐熟通降之职，不能消化与排空，乃出现朝食暮吐，暮食朝吐，宿食不化之症状，一旦吐出，消除停积，故吐后即觉舒适。《素问·至真要大论篇》云："诸病水液，澄澈清冷，皆属于寒。"患者吐出清稀水液，故云属寒，大便溏少，神疲乏力，面色青白，亦属脾胃虚寒；舌淡白，脉弱，均为阳气虚弱之症。其严重者面色苍白，手足不温，舌质淡白，脉沉细无力，为阳虚之甚；腰酸膝软，眩晕耳鸣属肾虚；精神萎靡属肾精不足神气衰弱之证。这些表现，是由肾阳衰弱，命火不足，火不生土，脾失温煦而致，此属脾肾两虚之证，较前述之脾胃虚寒更为严重。

2.胃中积热

症状：食后脘腹胀满，朝食暮吐，暮食朝吐，吐出宿食不化及混浊酸臭之稠液，便秘，溺黄短，心烦口渴，面红。舌红干，舌苔黄厚腻，脉滑数。

证候分析：朝食暮吐，暮食朝吐，宿食不化，是属反胃之症。《素问·至真要大论篇》说："诸转反戾，水液浑浊，皆属于热。"今患者吐出混浊酸臭之液，故属于热证。内热消烁津液，故口渴便秘，小便短黄；内热熏蒸，故心烦，面红。舌红干，苔黄厚，脉滑数，皆为胃中积热之证。

3.痰浊阻胃

症状：经常脘腹胀满，食后尤甚，上腹或有积块，朝食暮吐，暮食朝吐，吐出宿食不化，并有或稠或稀之痰涎水饮，或吐白沫，眩晕，心下悸。舌苔白滑，脉弦滑，或舌红苔黄浊，脉滑数。

证候分析：有形痰浊，阻于中焦，故不论已食未食，经常都见脘腹胀满。呕吐白色痰涎水饮或白沫，乃痰浊之证；痰浊积于中焦，故可见上腹部积块；眩晕乃因痰浊中阻，清阳不升所致；心下悸为痰饮阻于心下；舌苔白滑，脉弦滑，是痰证之特征；舌红，苔黄浊，脉滑数者，是属痰郁化热的表现。

4.血瘀积结

症状：经常脘腹胀满，食后尤甚，上腹或有积块，朝食暮吐，暮食朝吐，吐出宿食不化，或吐黄沫，或吐褐色浊液，或吐血便血，上腹胀满刺痛拒按，上腹部积块坚硬，推之不移。舌质暗红或兼有瘀点，脉弦涩。

证候分析：有形之瘀血，阻于胃关，影响胃气通降下行，故不论已食未食，经常都见腹部胀满；吐黄沫或褐液，解黑便，皆由瘀血阻络，血液外溢所致；腹胀刺痛属血瘀；上腹积块坚硬，推之不移，舌暗有瘀点，脉涩等皆为血瘀之证。

六、治疗

（一）治疗原则

1.降逆和胃

以降逆和胃为基本原则，阳气虚者，合以温中健脾，阴液亏者，合以消养胃阴，气滞则兼以理气，有瘀血或痰浊者，兼以活血祛痰。病去之后，当以养胃气、胃阴为主。如此，方能巩固疗效，恢复健康。

2.注意服药时机

掌握服药的时机，也是治疗反胃的一个关键。由于反胃患者，宿食停积胃腑，若在此时服药，往往不易吸收，影响药效。故反胃患者应在空腹时服药，或在宿食吐净后再服药，疗效较佳。

（二）治法方药

1.脾胃虚寒

治法：温中健脾，和胃降逆。

方药：丁蔻理中汤加减。方中以党参补气健脾，干姜温中散寒；寒多以干姜为君，虚多以党参为君；辅以白术健脾燥温；甘草补脾和中，加白豆蔻之芳香醒胃，丁香之理气降浊，共奏温阳降浊之功。

加减：吐甚者，加半夏、砂仁，以加强降逆和胃作用。病久脾肾阳虚者，可在上方基础上，加入温补命门之药，如附子、肉桂、补骨脂、吴茱萸之类；如寒热错杂者，可用乌梅丸。

除上述方药之外，尚可用丁香透膈散或二陈汤加味。如《证治汇补·反胃》说："主以二陈汤，加藿香、蔻仁、砂仁、香附、苏梗；消食加神曲、麦芽；助脾加人参、白术；抑肝加沉香、白芍；温中加炮姜、益智仁；壮火加肉桂、丁香，甚者用附子理中汤，或八味丸。”又介绍用伏龙肝水煎药以补土，糯米汁以泽脾，代赭石以镇逆。《景岳全书·反胃》用六味回阳饮，或人参附子理阴煎，或右归饮之类，皆经验心得之谈，可供临床参考。

2.胃中积热

治法：清胃泻热，和胃降浊。

方药：竹茹汤加减。方中竹茹、栀子清胃泄热，兼降胃气；半夏、陈皮、枇杷叶和胃降浊。

热重可加黄芩、黄连；热积腑实，大便秘结，可加大黄、枳实、厚朴以降泄之。

加减：久吐伤津耗气，气阴两虚，表现反胃而唇干口燥，大便干结，舌红少苔，脉细数者，宜益气生津养阴，和胃降逆，可用大半夏汤加味。《景岳全书·反胃》谓：“反胃出于酒湿伤脾者，宜葛花解酒汤主之；若湿多成热，而见胃火上冲者，宜黄芩汤，或半夏泻心汤主之。”亦可随宜选用。

3.痰浊阻胃

治法：涤痰化浊，和胃降逆。

方药：导痰汤加减。方中以半夏、南星燥湿化痰浊；陈皮、枳实以和胃降逆；茯苓、甘草以渗湿健脾和中。

加减：痰郁化热者，宜加黄芩、黄连、竹茹；若体尚壮实者可用礞石滚痰丸攻逐顽痰。痰湿兼寒者，可加干姜、细辛；吐白沫者，其寒尤甚，可加吴茱萸汤；脘腹痞满、吐而不净者可选《证治汇补》木香调气散（白豆蔻、丁香、木香、檀香、藿香、砂仁、甘草）行气醒脾、化浊除满。

吐出痰涎如鸡蛋清者，可加人参、白术、益智仁，以健脾摄涎。如《杂病源流犀烛·噎嗝反胃关格源流》云：“凡饮食入胃，便吐涎沫如鸡子白，脾主涎，脾虚不能约束津液，故痰涎自出，非参、术、益智不能摄也。”

4.瘀血积结

治法：祛瘀活血，和胃降浊。

方药：膈下逐瘀汤加减。方中以香附、枳壳、乌药理气和胃，气为血帅，气行则血行；复以川芎、当归、赤芍以活血；桃仁、红花、延胡索、五灵脂以祛瘀；丹皮以清血分之伏热。可再加竹茹、半夏以加强降浊作用。

加减：吐黄沫，或吐血，便血者，可加降香、田七以活血止血；上腹剧痛者可加乳香、没药；上腹结块坚硬者，可加鳖甲、牡蛎、三棱、莪术。

（三）其他治法

（1）九伯饼：天南星、人参、半夏、枯矾、枳实、厚朴、木香、甘草、豆豉为末，老米打糊为饼，瓦上焙干，露过，每服一饼，细嚼，以姜煎平胃散下，此方加阿魏甚效。

(2)壁虎(即守宫)1～2只(去腹内杂物捣烂)，鸡蛋1个。用法：将鸡蛋一头打开，装入壁虎，仍封固蒸熟，每天服1个，连服数天。

(3)雪梨1个、丁香50粒，梨去核，放入丁香，外用纸包好，蒸熟食用。

七、转归及预后

反胃之证，可由胃痛、嘈杂、泛酸等证演变而来，一般起病缓慢，变化亦慢。临床所分四证，可以独见，亦可兼见。

病初多表现为单纯的脾胃虚寒或胃中积热，其病变在无形之气，温之清之，适当调治，较易治疗。

患病日久，反胃频繁，除影响进食外，还可损伤胃阴，常在脾胃虚寒的同时并见气血、阴液亏虚；同时多为本虚而标实，或见寒热错杂，或合并痰浊阻胃或瘀血积结，其病变在有形之积，耗伤气血更甚，较难治疗。此时治疗时应注重温清同进，补泻兼施，用药平稳，缓缓图之。

久治不效，应警惕癌变可能。年高体弱者，发病之时已是脾肾两亏，全身日见衰弱，四种证候可交错兼见，进而发展为真阴枯竭或真火衰微之危症，则预后多不良。

八、预防与护理

要注意调节饮食，戒烟酒刺激之品，保持心情舒畅，避免房事劳倦。出现胃痛、嘈杂、泛酸之证者，应及时诊治，尽量避免贪食竹笋和甜腻等食品，以免变生反胃。得病之后，饮食宜清淡流质，避免粗硬食物；患者呕吐之时，应扶助患者以利吐出。药汁宜浓缩，空腹服。中老年患者一旦出现反胃，应注意排除癌肿可能。

第四节　胃　　缓

一、概念

胃缓是由于长期饮食失调，或劳倦过度等，使中气亏虚，脾气下陷、肌肉瘦削不坚，固护升举无力，以致胃体下坠。以脘腹坠胀作痛，食后或站立时加重为主症的病证。本病主要指西医学中的胃下垂。各种慢性病中出现的胃肠功能障碍等类似病症者不在本病证范围。

二、源流

《黄帝内经》提出胃缓之名，《灵枢·本脏》有“脾应肉，肉坚大者胃厚，肉么者胃薄。肉小而么者胃不坚；肉不称身者胃下，胃下者下管约不利。肉不坚者，胃缓”的记载，明确指出肌肉瘦弱与身形不相称的人胃的位置偏下，肌肉不够坚实的则胃缓。《灵枢·五癃津液别》云：“水谷入于口，输于肠胃，其液别为五……中热胃缓则为唾。”《灵枢·五味》云：“甘入于胃……而与谷留于胃中者，令人柔润者也，胃柔则缓，缓则虫动。”自《黄帝内经》以后，历代医家均未将其列入专论研讨。

《金匮要略》中有“其人素盛今瘦，水走肠间，沥沥有声，谓之痰饮”的论述，颇类似本病的症状。

朱良春认为：“久患胃疾，脾胃虚弱，中气久虚，水谷精微无力推动，日久则水湿中阻，故胃虚之证多见夹湿，湿浊不得宣化，清阳岂能上升。”自拟苍术饮配合补中益气汤、四逆散治胃缓。

徐景藩以胃下论治，认为其主要病机为脾胃中气虚弱，同时兼有气滞和痰饮的病理因素，久病之人，气虚、气滞而易兼血瘀。胃下病位在胃(脾)，还涉及肝(胆)、肾等脏腑。治疗以“通补”为主，寓通于补，使气虚与气滞得以兼顾，应重视治肝和补益肾元。

三、病因病机

胃缓主要由饮食不节，内伤七情，劳倦过度，或先天禀赋薄弱等因素导致脾胃虚弱，中气下陷，升降失和，使形体瘦削，肌肉不坚所引起的。

(一)病因

1.饮食不节，损伤脾胃

饮食不节，暴饮暴食，饥饱无常，损伤脾胃；或五味过极，辛辣无度，肥甘厚腻，过嗜烟酒，蕴湿生热，伤脾碍胃；或嗜食寒凉生冷，损伤脾阳，水谷不能化生精微，停痰留饮。均可因脾胃失和而致胃缓。《素问·痹论》云：“饮食自倍，肠胃乃伤。”

2.情志失调，内伤脾胃

情志拂逆，木郁不达，横逆犯胃，以致肝胃不和；忧思伤脾，脾失健运，胃失和降，升降失和致胃缓。

3.禀赋不足，脾胃虚弱

素体禀赋不足，或劳倦内伤，或久病产后等原因损伤脾胃，脾胃虚弱，中阳不足，虚寒内生，胃失温养；或因热病伤阴，或因胃热火郁，灼伤胃阴，或久服香燥之品，耗伤胃阴，或汗吐下太过，胃阴受损，胃失濡养；纳食减少，味不能归于形，形体瘦削，肌肉不坚而形成胃缓。

(二)病机

1.病机关键为脾胃失和，升降失常

脾主升，胃主降；脾主运化，胃主受纳，脾胃失和即表现为脾胃这一对矛盾的功能紊乱，或为脾气下陷，或为胃气上逆，或脾不运化，或胃不受纳。饮食不节，损伤脾胃，湿热痰饮内生；或情志失调，内伤脾胃；或禀赋不足，劳倦内伤、久病产后损伤脾胃，胃失温养或濡养，导致脾胃虚弱，中气下陷，升降失和而形成胃缓。

2.病位在胃，与肝脾肾密切相关

脾胃同居中焦，互为表里，共为后天之本。生理上两者纳运互用，升降协调，燥湿相济，阴阳相合，病理上也相互影响。肝与胃是木土乘克的关系，若肝气郁滞，势必克脾犯胃，致气机郁滞，胃失通降；肝气久郁，或化火伤阴，或成瘀入络，或伤脾生痰，使胃缓缠绵难愈。肾为胃之关，脾胃运化腐熟，全赖肾阳之温煦，若肾阳不足，可致脾肾阳虚，中焦虚寒，胃失温养；若肾阴亏虚不能上济于胃，则胃失于濡养。

3.病理性质有虚实寒热之异，且可相互兼夹

胃缓，本为虚证，脾胃气虚，脾肾阳虚或脾胃阴虚，脾胃脏腑功能失调，常导致气滞、热郁、血瘀、食积、湿阻、饮停，临床多见虚实夹杂。本病主要的病理因素气滞、热郁、血瘀、食积、湿阻、饮停等，可单一致病，又可相兼为病，亦可相互转化，出现如气病及血等情况。

四、诊断与病证鉴别

(一)诊断依据

(1)不同程度的上腹部饱胀感，食后尤甚，腹胀可于餐后、站立过久和劳累后加重，平卧时减轻，腹部疼痛呈隐痛或胀痛，无周期性及节律性。

(2)常伴有厌食、嗳气、便秘、腹痛及消瘦、头晕、乏力等胃肠功能失调的症状及全身虚弱表现。

(3)起病缓慢，多发生于瘦长体形，经产妇及消耗性疾病进行性消瘦等。饮

食不节、情志不畅、劳累等均为诱发因素。

(4)上消化道X线钡餐造影检查可见胃小弯角切迹、胃幽门管低于髂嵴连线水平;胃呈长钩型或无张力型,上窄下宽,胃体与胃窦靠近,胃角变锐。胃的位置及张力均低,整个胃几乎位于腹腔左侧。

根据站立位胃角切迹与两侧髂嵴连线的位置,将胃下垂分为三度:轻度角切迹的位置低于髂嵴连线下1.0～5.0 cm;中度角切迹的位置位于髂嵴连线下5.1～10.0 cm;重度角切迹的位置低于髂嵴连线下10.1 cm以上。

(二)辅助检查

上消化道钡餐是目前诊断的主要方法,饮水B超检查也具有辅助诊断作用。电子胃镜、上消化道钡餐,可排除胃黏膜糜烂,胃、十二指肠溃疡病,胃癌等病变并明确诊断;肝功能、淀粉酶化验和B超、CT、MRI等检查可与肝、胆、胰疾病作鉴别诊断;血常规、腹部X线检查可与肠梗阻、肠穿孔等作鉴别诊断;血糖、甲状腺功能检查可与糖尿病、甲状腺疾病作鉴别诊断。

(三)病证鉴别

1.胃缓与胃痞

胃缓与胃痞均以脘腹痞满为主症,但胃缓的脘腹痞满多见于饭后,同时可兼见胀急疼痛,或胃脘部常有形可见,与一般的痞满不同。

2.胃缓与胃痛

胃缓可见脘腹痞满及疼痛,但胃缓之胃脘疼痛多为坠痛,餐后、站立过久和劳累后加重,平卧时减轻,呈隐痛或胀痛,无周期性及节律性,与一般胃痛不难鉴别。

五、辨证论治

(一)辨证思路

1.辨虚实

脾胃气虚者,病势绵绵,多伴有食欲欠振,纳后脘胀,神疲乏力,舌淡胖有齿印,脉弱;脾虚气陷者,脘腹重坠作胀,食后益甚,或便意频数,肛门重坠,或脱肛,或小便浑浊,或久泄不止;脾肾阳虚者,脘腹胀满,食后更甚,喜温喜按,食少便溏,畏冷肢凉,胃中振水,呕吐清水,腰酸,舌淡胖,苔白滑,脉沉弱;脾虚阴损者,胃脘痞满,食后更显,神疲乏力,气短懒言,咽干口燥,烦渴欲饮,午后颧红,小便短少,大便干结,舌体瘦薄,苔少而干,脉虚数。脾胃脏腑功能失调,常导致气滞、热郁、血瘀、食积、湿阻、饮停;气滞者,痛无定处,时发时止,胃痛且胀,多由情志诱发；热郁者，舌红苔黄，口臭泛酸，得热则甚，脉数；血瘀者，病久痛有定处，痛如针刺，入夜尤甚，舌紫黯或有瘀斑，脉涩；食积者，多有饮食不节史，可伴嗳腐泛酸，大便秘结；湿阻者，苔厚而腻，脉滑；饮停者，胃中振水，泛吐涎沫或呕吐清水，舌淡胖，苔白滑；临床多见虚实夹杂，相兼为病。

2.辨寒热

脾虚气陷，脾肾阳虚多见虚寒征象，表现为病程较久，脘腹痞满，隐隐而痛，喜温喜按，伴泛吐清水，遇寒痛甚，得温痛减，饮食喜温，舌苔白滑，脉象弦紧或舌淡苔薄，脉弱等特点；气滞郁而化热，湿阻或食积久而化热，阴液不足等均可见热之征象，如脘腹胀满，按之不适，口苦，厌食，舌苔黄腻或咽干口燥，午后颧红，小便短少，大便干结，舌体瘦薄，苔少而干，脉虚数。

3.辨脏腑

胃缓病位主要在胃，但与肝、脾、肾密切相关，辨证时要注意辨别病变脏腑的不同。脾胃虚弱，中气下陷所致胃缓，常见脘腹重坠作胀，食后益甚，或便意频数，肛门重坠，或脱肛；脾肾阳虚所致胃缓，常伴喜温喜按，食少便溏，畏冷肢凉，胃中振水，呕吐清水，腰膝酸软；肝郁气滞、肝胃郁热等致病多与情志因素有关，脘腹胀满，胸胁满闷，心烦易怒，嗳气频频。

(二)治疗原则

根据胃缓的病机，其治疗原则以益气升阳，行气降逆为主。凡脾气虚弱，治以健脾益气；脾气不升或中气下陷，宜益气升阳；胃失和降，气机不利，上逆为呕、为哕，则宜行气降逆；胃缓多为虚中夹实，因脾阳不足而痰饮内停，治以温化痰饮；因气机阻滞，久而入络有瘀血者，治以活血化瘀；因脾胃升降失调，寒热夹杂或湿热蕴结者，治宜辛开苦泄。

(三)分证论治

1.脾虚气陷

症状：脘腹重坠作胀，食后益甚，或便意频数，肛门重坠，或脱肛，或小便混浊，或久泄不止，神疲乏力，食少，消瘦，便溏，眩晕，舌淡，脉弱。

证候分析：脾胃气虚，升降失司，中气下陷，故脘腹重坠作胀，食后益甚，或便意频数，肛门重坠，或脱肛，或久泄不止；脾虚运化无力，故食少便溏；脾胃为气血生化之源，脾主四肢，脾失健运，清阳不升，生化不足，故神疲乏力，消瘦，眩晕；舌淡，脉弱亦为脾虚之证。

治法：补气升陷。

代表方药：补中益气汤合升陷汤加减。黄芪、党参、白术、当归、炙甘草益气健脾生血，柴胡、升麻、桔梗升举清阳，枳壳、陈皮理气和胃降逆。

加减：兼肝郁气滞，加柴胡、香附、厚朴、槟榔；泛酸，加左金丸、乌贼骨、煅瓦楞；瘀血阻滞，加丹参、蒲黄、五灵脂、三七；湿热中阻，加茵陈、佩兰、豆蔻、黄连；食积纳呆，加焦山楂、麦芽、谷芽、神曲；泄泻便溏，加仙鹤草、炒山药、芡实、莲子。

2.脾肾阳虚

症状：脘腹胀满，食后更甚，喜温喜按，食少便溏，畏冷肢凉，胃中振水，呕吐清水，腰酸，舌淡胖，苔白滑，脉沉弱。

证候分析：脾主运化，脾主四肢，脾肾阳虚，运化失司，故脘腹胀满，食后更甚，喜温喜按，食少便溏；四肢失于温煦，故畏冷肢凉；脾胃虚寒，痰饮内生，胃失和降故胃中振水，呕吐清水；腰为肾之府，肾阳虚衰故腰酸；舌淡胖，苔白滑，脉沉弱亦为脾肾阳虚，痰饮内停之证。

治法：温补脾肾。

代表方药：附子理中汤合苓桂术甘汤加减。干姜、附子、党参温补脾肾，桂枝、白术、炙甘草、茯苓以温化水饮。

加减：腰酸明显，加杜仲、牛膝、淫羊藿、续断；呕吐清水，加陈皮、半夏；久泄不止，加石榴皮（壳）、煨诃子、罂粟壳、芡实、莲子。

3.脾虚阴损

症状：胃脘痞满，食后更显，神疲乏力，气短懒言，咽干口燥，午后颧红，小便短少，大便干结，舌体瘦薄，苔少而干，脉虚数。

证候分析：脾胃气阴两虚，脾胃气虚，健运失常，故胃脘痞满，食后更显，神疲乏力，气短懒言；胃津不足，津液不能上承，故咽干口燥；阴虚内热，故午后颧红；阴液亏虚，化源不足，大肠失于濡润，故小便短少，大便干结；舌体瘦薄，苔少而干，脉虚数均为气阴亏虚，虚中有热之证。

治法：补脾益胃。

代表方药：参苓白术散合益胃汤加减。太子参、生黄芪、炙甘草、山药补脾益气，玉竹、麦冬、石斛益胃生津，佛手、桔梗理气和胃。

加减：失眠多梦，加夜交藤、酸枣仁、柏子仁、茯神；大便干结，加火麻仁、冬瓜仁、瓜蒌、杏仁。

（四）其他疗法

1.单方验方

（1）苍术 15 g，加水武火煮沸 3 分钟，改用文火缓煎 20 分钟，亦可直接用沸水浸泡，少量频饮，用于脾虚湿阻者。

(2)枳实 12 g,水煎服,用于脾虚气滞者。

(3)黄芪 30 g,砂仁 10 g(布包),乌鸡半只,共煲至烂熟,去砂仁,加盐调味,饮汤吃肉,用于脾虚气陷者。

(4)黄芪 30 g,陈皮 9 g,猪肚 1 只,猪肚洗净,将黄芪、陈皮用纱布包好放入猪肚中,麻线扎紧,加水文火炖煮,熟后去掉药包,趁热食肚饮汤,用于中气不足、脾胃虚弱者。

(5)桂圆肉 30 g,加水煮沸后备用,将鸡蛋 1 个打入碗内,用煮好的桂圆肉水冲入蛋中搅匀,煮熟食用,每天早、晚各 1 次,用于脾胃阳虚者。

(6)乌龟肉 250 g、炒枳壳 15 g,共煲汤,加盐调味,吃肉饮汤,用于胃阴亏虚者。

2.常用中成药

(1)补中益气丸。

功用主治:补中益气,升阳举陷。用于脾胃虚弱、中气下陷所致的体倦乏力、食少腹胀、便溏久泻、肛门下坠。

用法用量:每次 6 g,每天 3 次。

(2)枳术宽中胶囊。

功用主治:健脾和胃,理气消痞。用于脾虚气滞引起的脘胀、呕吐、反胃、纳呆、反酸等。

用法用量:饭后服用。每次 3 粒,每天 3 次。

(3)香砂养胃丸。

功用主治:温中和胃。用于不思饮食,胃脘满闷或泛吐酸水。

用法用量:每次 3 g,每天 3 次。

(4)胃苏颗粒。

功用主治:理气消胀,和胃止痛。用于胃脘胀痛。

用法用量:每次 15 g,每天 3 次。

(5)香砂六君子丸。

功用主治:健脾理气,和胃化湿。用于脾虚气滞,嗳气食少,脘腹胀满,大便溏泄者。

用法用量:每次 6 g,每天 2 次。

(6)保和丸。

功用主治:消食,导滞,和胃。用于食积停滞,脘腹胀满,嗳腐吞酸,不欲饮食。

用法用量:每次 8 粒,每天 2 次。

(7)理中丸。

功用主治:温中祛寒,补气健脾。用于胃下垂属脾胃虚寒者。

用法用量:每次 9 g,每天 2～3 次。

(8)金匮肾气丸。

功用主治:温补肾阳,化气行水。用于肾阳虚损引起的脘腹胀满,腰膝酸软,小便不利,畏寒肢冷。

用法用量:每次 6 g,每天 2 次。

(9)胃乐宁。

功用主治:养阴和胃。用于胃阴亏虚引起的痞满,腹胀。

用法用量:每次 1 片,每天 3 次。

(10)达立通颗粒。

功用主治:清热解郁,和胃降逆,通利消滞,用于肝胃郁热所致痞满证,症见胃脘胀满、嗳气、食欲缺乏、胃中灼热、嘈杂泛酸、脘腹疼痛、口干口苦;运动障碍型功能性消化不良见上述症状者。

用法用量:温开水冲服,一次 1 袋,一日 3 次。于饭前服用。

3.针灸疗法

(1)针刺:针足三里、中脘、关元、中极、梁门、解溪、脾俞、胃俞等穴。

(2)灸法:灸足三里、天枢、气海、关元等穴。

(3)耳针:用毫针柄在耳郭的胃肠区按压,寻找敏感点,然后在此点上加压 2～3 分钟,每天 1 次。

4.外治疗法

(1)外敷法:①取升麻研粉与石榴皮适量捣烂,制成 1 枚直径 1 cm 的药球,置于患者神阙穴,胶布固定。患者取水平卧位,将水温 60 ℃的热水袋熨敷肚脐,每次半小时以上,每天 3 次。②用蓖麻子仁 98%、五倍子末 2%,按此比例打成烂糊,制成每颗约 10 g,直径 1.5 cm 的药饼备用。用时在百会穴剃去与药饼等大头发一块,将药饼紧贴百会穴上,纱布绷带固定,每天早、中、晚各 1 次,每次 10 分钟左右,以感觉温热而不烫痛皮肤为度。

(2)推拿疗法:患者先取俯卧位,医师双手由患者之第三胸椎至第五腰椎两侧揉捏 2～3 遍,用右肘尖分别在脊柱两旁按压肝俞、胆俞、脾俞、胃俞等穴 2～3 遍,双手掌根同时由腰部向背部弹性快速推按 4～5 遍。转仰卧位,医师双手掌自下而上反复波形揉压腹部 2～3 遍,然后用拇指点压中脘、天枢、气海、关元、气冲、足三里、内关各1分钟，每次约按摩30分钟，每天1次，2个月为1个疗程。

六、临证参考

(一)以虚为主，虚中兼实

临床上胃缓多以虚为主，脾胃气虚是其发病的根本，临床常见脾虚气陷，脾肾阳虚，脾虚阴损等证型。但可因体质、药物、饮食、情志、气候等多种因素，在疾病发展过程中易出现痰饮、食积、气滞、血瘀等证候，治疗应善于抓主症，解决主要矛盾，因虚致实者当以补虚为主，佐以祛邪；以实为著者当以祛邪为主，佐以补虚。

(二)病在脾胃，涉及肝肾

生理上，脾胃同居中焦，脾以升为健；胃以降为和，两者升降相因，为气机升降之枢纽。病理情况下，脾胃气机升降失常，脾气不能升清，则胃气不能降浊；胃气失于和降，则脾的运化功能失常。治疗时注意调畅中焦气机，恢复脾胃受纳运化之职，以合"治中焦如衡，非平不安"的用药原则，常用方法有补中益气法、益胃养阴法、辛开苦降法等。肝属木，脾胃属土，土壅木郁，土虚木乘，临床上常见肝脾不和及肝胃不和，故从肝论治胃缓也十分重要。叶天士提出"醒胃必先制肝""培土必先制木"的用药原则。在具体用药中，又当区分肝气郁滞、肝郁化火、肝阴不足等不同的病理机制，给予疏肝、清肝、泻肝、柔肝和平肝等治疗。肾为胃之关，脾胃运化腐熟，全赖肾阳之温煦，若肾阳不足，可致脾肾阳虚，中焦虚寒；若肾阴亏虚不能上济于胃，则胃失于濡养而脾虚阴损。胃缓久病勿忘补肾，适当参以补肾之品。

(三)内外兼治，综合治疗

胃缓多病程较长，以虚为主，患者餐后脘腹坠胀，食欲缺乏，消瘦，若单纯以汤药长期调养，患者的依从性较差。因此，治疗胃缓应内服与外治结合，内服以汤药浓煎，多次频服，或以膏散剂型；外治以敷贴、针灸、推拿，兼以自我锻炼。

(四)合理营养，增强信心

胃缓者多脘腹坠胀，食欲缺乏，消瘦，存在营养不良的情况，久而影响康复的信心，出现焦虑或抑郁的情绪。膳食应荤素搭配，食材新鲜，营养合理，做工精细；忌肥甘厚腻、粗糙不易消化之物。也要注意调节患者的情绪，并得到患者家庭的支持，以增强康复的信心。

七、预防调护

(1)加强体育锻炼，如仰卧起坐、俯卧撑等可增加肌力，有助于防治本病。

(2)饮食营养丰富，烹调以蒸、煮、炖为主，宜少吃多餐，餐后宜平卧少许时间；进餐定时，细嚼慢咽，禁止暴饮暴食，避免进食不易消化的食物，如坚硬、粗糙、油腻及粗纤维的食品。

(3)经产多胎易致腹壁松弛，应少生优生。

(4)保持心情舒畅，生活作息规律，避免过度劳累。

第五节　胃　　痛

胃痛是指以胃脘部近心窝处疼痛为主要临床表现的一种病证，又称胃脘痛。

《黄帝内经》对本病的论述较多，如《灵枢·邪气脏腑病形》曰："胃病者，腹䐜胀，胃脘当心而痛。"最早记载了"胃脘痛"的病名；又《灵枢·厥病》云："厥心痛，腹胀胸满，心尤痛甚，胃心痛也。"所论"厥心痛"的内容，与本病有密切的关系。

《黄帝内经》还指出造成胃脘痛的原因有受寒、肝气不舒及内热等，《素问·举痛论》曰："寒气客于肠胃之间、膜原之下，血不得散，小络急引故痛。"《素问·六元正纪大论》曰："木郁之发，民病胃脘当心而痛。"《素问·气交变大论》曰："岁金不及，炎火通行，复则民病口疮，甚则心痛。"汉代张仲景在《金匮要略》中则将胃脘部称为心下、心中，将胃病分为痞证、胀证、满证与痛证，对后世很有启发。如"心中痞，诸逆心悬痛，桂枝生姜枳实汤主之""按之心下满痛者，此为实也，当下之，宜大柴胡汤"。书中所拟的方剂如大建中汤、大柴胡汤等，都是治疗胃脘痛的名方。《仁斋直指方》对胃痛的原因已经认识到"有寒，有热，有死血，有食积，有痰饮，有虫"等不同。《备急千金要方·心腹痛》在论述九痛丸功效时指出，其胃痛有虫心痛、疰心痛、风心痛、悸心痛、食心痛、饮心痛、寒心痛、热心痛、去来心痛九种。

对于胃脘痛的辨证论治，《景岳全书·心腹痛》分析极为详尽，对临床颇具指导意义，指出："痛有虚实……辨之之法，但当察其可按者为虚，拒按者为实；久痛者多虚，暴病者多实；得食稍可者为虚，胀满畏食者为实；痛徐而缓，莫得其处者多虚，痛剧而坚，一定不移者为实；痛在肠脏，中有物有滞者多实，痛在腔胁经络，不干中脏，而牵连腰背，无胀无滞者多虚。脉与证参，虚实自辨。"除此之外，还须辨其寒热及有形无形。《丹溪心法·心脾痛》在论述胃痛治法时指出"诸痛不可补气"的观点,对后世影响很大,而印之临床,这种提法尚欠全面,后世医家逐渐对其进行纠正和补充。

《证治汇补·胃脘痛》对胃痛的治疗提出"大率气食居多,不可骤用补剂,盖补之则气不通而痛愈甚。若曾服攻击之品,愈后复发,屡发屡攻,渐至脉来浮大而空者,又当培补",值得借鉴。

古代文献中所述胃脘痛,在唐宋以前医籍多以"心痛"代之,宋代之后,医家对胃痛与心痛相混谈质疑,至金元《兰室秘藏》首立"胃脘痛"一门,明确区分了胃痛与心痛,至明清时期胃痛与心痛得以进一步区别开来。如《证治准绳·心痛胃脘痛》就指出:"或问丹溪言心痛即胃脘痛然乎?曰:心与胃各一脏,其病形不同,因胃脘痛处在心下,故有当心而痛之名,岂胃脘痛即心痛者哉!"《医学正传·胃脘痛》亦云:"古方九种心痛……详其所由,皆在胃脘,而实不在于心也。"

现代医学的急、慢性胃炎,消化性溃疡,胃神经官能症,胃癌等疾病,以及部分肝、胆、胰疾病,出现胃痛的临床表现时,可参考本节进行辨证论治。

一、病因病机

胃痛的发生,主要责之于外邪犯胃、饮食伤胃、情志不畅和先天脾胃虚弱等,致胃气郁滞,胃失和降,不通则痛。

(一)外邪犯胃

外邪之中以寒邪最易犯胃,夏暑之季,暑热、湿浊之邪也间有之。邪气客胃,胃气受伤,轻则气机壅滞,重则和降失司,而致胃脘作痛。寒主凝滞,多见绞痛;暑热急迫,常致灼痛;湿浊黏腻,常见闷痛。

(二)饮食伤胃

若纵恣口腹,过食肥甘,偏嗜烟酒,或饥饱失调,寒热不适,或用伤胃药物,均可伐伤胃气,气机升降失调而作胃痛。尤厚味及烟酒,皆湿热或燥热之性,易停于胃腑伤津耗液为先,久则损脾。

(三)情志不畅

情志不舒,伤肝损脾,亦致胃痛。如气郁恼怒则伤肝,肝失疏泄条达,横犯脾胃,而致肝胃不和或肝脾不和,气血阻滞则胃痛;忧思焦虑则伤脾,脾伤则运化失司,升降失常,气机不畅也致胃痛。

(四)脾胃虚弱

身体素虚,劳倦太过,久病不愈,可致脾胃不健,运化无权,升降转枢失利,气机阻滞,而致胃痛;或因胃病日久,阴津暗耗,胃失濡养,或伴中气下陷,气机失调；或因脾胃阳虚，阴寒内生，胃失温养，均可导致胃痛。

胃痛与胃、肝、脾关系最为密切。胃痛初发多属实证，病位主要在胃，间可及肝；病久常见虚证，其病位主要在脾；亦有虚实夹杂者，或脾胃同病，或肝脾同病。

胃痛病因虽有上述不同，病性尚有虚实寒热、在气在血之异，但其发病机制有其共性，即所谓“不通则痛”。胃为阳土，喜润恶燥，主受纳、腐熟水谷，以降为顺。胃气一伤，初则壅滞，继则上逆，此即气滞为病。其中首先是胃气的壅滞，无论外感、食积均可引发；其次是肝胃气滞，即肝气郁结，横逆犯胃所造成的气机阻滞。另外，气为血帅，气行则血行，气滞日久，必致血瘀，也即“久病入络”之意；“气有余便是火”，气机不畅，可蕴久化热，火能灼伤阴津，或出血之后，血脉瘀阻而新血不生，致阴津亦虚，均可致胃痛加重，每每缠绵难愈。脾属阴土，喜燥恶湿，主运化，输布精微，以升为健，与胃互为表里，胃病延久，可内传于脾。脾气受伤，轻则中气不足，运化无权；继则中气下陷，升降失司；再则脾胃阳虚，阴寒内生，胃络失于温养。若胃痛失治误治，血络损伤，还可见吐血、便血等证。

二、诊断

（一）症状

胃脘部疼痛，常伴有食欲缺乏，痞闷或胀满，恶心呕吐，吞酸嘈杂等。发病常与情志不遂、饮食不节、劳累、受寒等因素有关。起病或急或缓，常有反复发作的病史。

（二）检查

上消化道 X 线钡餐造影、纤维胃镜及病理组织学检查等，均有助诊断。

三、病证鉴别

（一）胃痞

二者部位同在心下，但胃痞是指心下痞塞，胸膈满闷，触之无形，按之不痛的病证。胃痛以痛为主，胃痞以满为患，且病及胸膈，不难区别。

（二）真心痛

心居胸中，其痛常及心下，出现胃痛的表现，应高度警惕，防止与胃痛相混。典型真心痛为当胸而痛，其痛多刺痛、剧痛，且痛引肩背，常有气短、汗出等症，病情较急，如《灵枢·厥病》曰：“真心痛，手足青至节，心痛甚，旦发夕死，夕发旦死。”中老年人既往无胃痛病史，而突发胃脘部位疼痛者，当注意真心痛的发生。胃痛部位在胃脘，病势不急，多为隐痛、胀痛等，常有反复发作史。X 线、胃镜、心电图及生化检查有助鉴别。

四、辨证论治

(一)辨证思路

胃痛的主要部位在上腹胃脘部近心窝处,往往兼见胃脘部痞满、胀闷、嗳气、吐酸、纳呆、胁胀、腹胀,甚至出现呕血、便血等症。常反复发作,久治难愈。至于临床辨证,当分虚实两类。实证多痛急拒按,病程较短;虚证多痛缓喜按,缠绵难愈,这是辨证的关键。

(二)治疗原则

治疗以理气和胃止痛为主,审证求因,辨证施治。邪盛以祛邪为急,正虚以扶正为先,虚实夹杂者,则当祛邪扶正并举。虽有"通则不痛"之说,但决不能局限于狭义的"通"法,要从广义的角度理解和运用"通"法。属于胃寒者,散寒即所谓通;属于血瘀者,化瘀即所谓通;属于食停者,消食即所谓通;属于气滞者,理气即所谓通;属于热郁者,泻热即所谓通;属于阴虚者,益胃养阴即所谓通;属于阳虚者,温运脾阳即所谓通。

(三)分证论治

1.寒邪客胃

证候:胃痛暴作,得温痛减,遇寒加重;恶寒喜暖,口淡不渴,或喜热饮,舌淡,苔薄白,脉弦紧。

证候分析:寒凝胃脘,气机阻滞,则胃痛暴作,得温痛减,遇寒加重;阳气被遏,失去温煦,则恶寒喜暖,口淡不渴,或喜热饮;舌淡,苔薄白,脉弦紧,为内寒之象。

治法:温胃散寒,行气止痛。

代表方药:香苏散合良附丸加减。方中高良姜、吴茱萸温胃散寒;香附、乌药、陈皮、木香行气止痛。

加减:如兼见恶寒、头痛等风寒表证者,可加苏叶、藿香等以疏散风寒,或内服生姜汤、胡椒汤以散寒止痛;若兼见胸脘痞闷,胃纳呆滞,嗳气或呕吐者,是为寒夹食滞,可加枳实、神曲、鸡内金、制半夏、生姜等以消食导滞,降逆止呕。若寒邪郁久化热,寒热错杂,可用半夏泻心汤辛开苦降,寒热并调。

中成药:可选用良附丸、胃痛粉等。

2.饮食伤胃

证候:胃脘疼痛,胀满拒按,嗳腐吞酸,或呕吐不消化食物,其味腐臭,吐后痛减,不思饮食,大便不爽,得矢气及便后稍舒,舌苔厚腻,脉滑。

证候分析:饮食积滞,阻塞胃气,则胃脘疼痛,胀满拒按;食物不化,胃气上逆,则嗳腐吞酸,或呕吐不消化食物,其味腐臭,吐后痛减;胃失和降,腑气不通,则不思饮食,大便不爽,得矢气及便后稍舒;舌质淡,苔厚腻,脉滑,为饮食内停之证。

治法:消食导滞,和胃止痛。

代表方药:保和丸加减。方中神曲、山楂、莱菔子消食导滞;茯苓、半夏、陈皮和胃化湿;连翘散结清热。

加减:若脘腹胀甚者,可加枳实、砂仁、槟榔等以行气消滞;若胃脘胀痛而便闭者,可合用小承气汤或改用枳实导滞丸以通腑行气;胃痛急剧而拒按,伴见苔黄燥,便秘者,为食积化热成燥,则合用大承气汤以泻热解燥,通腑荡积。

中成药:可选用加味保和丸、枳实消痞丸等。

3.肝气犯胃

症状:胃脘胀痛,连及两胁,攻撑走窜,每因情志不遂而加重,善太息,不思饮食,精神抑郁,夜寐不安,舌苔薄白,脉弦滑。

证候分析:肝气郁结,横逆犯胃,肝胃气滞,故胃脘胀痛;胁为肝之分野,故胃痛连胁,攻撑走窜;因情志不遂加重气机不畅,故以息为快;胃失和降,受纳失司,故不思饮食;肝郁不舒,则精神抑郁,夜寐不安;舌苔薄白,脉弦滑为肝胃不和之象。

治法:疏肝解郁,理气止痛。

代表方药:柴胡疏肝散加减。方中柴胡、芍药、川芎、郁金、香附疏肝解郁;陈皮、枳壳、佛手、甘草理气和中。

加减:若胃痛较甚者,可加川楝子、延胡索以加强理气止痛作用;嗳气较频者,可加沉香、旋覆花以顺气降逆;泛酸者加乌贼骨、煅瓦楞子中和胃酸。痛势急迫,嘈杂吐酸,口干口苦,舌红苔黄,脉弦或数,乃肝胃郁热之证,改用化肝煎或丹栀逍遥散加黄连、吴茱萸以疏肝泻热和胃。

中成药:可选用气滞胃痛冲剂、胃苏冲剂等。

4.湿热中阻

症状:胃脘灼热而痛,得凉则减,遇热加重。伴口干喜冷饮,或口臭不爽,口舌生疮。甚至大便秘结,排便不畅,舌质红,苔黄少津,脉滑数。

证候分析:胃气阻滞,日久化热,故胃脘灼痛,得凉则减,遇热加重,口干喜冷饮或口臭不爽,口舌生疮;胃热久积,腑气不通,故大便秘结,排便不畅;舌质红,苔黄少津,脉象滑数,为胃热蕴积之象。

治法：清化湿热，理气和胃。

代表方药：清中汤加减。方中黄连、栀子清热燥湿；制半夏、茯苓、草豆蔻祛湿健脾；陈皮、甘草理气和中。

加减：湿偏重者加苍术、藿香燥湿醒脾；热偏重者加蒲公英、黄芩清胃泻热；伴恶心呕吐者，加竹茹、橘皮以清胃降逆；大便秘结不通者，可加大黄（后下）通下导滞；气滞腹胀者加厚朴、枳实以理气消胀；纳呆少食者，加神曲、谷芽、麦芽以消食导滞。

中成药：可选用清胃和中丸。

5.瘀血停胃

症状：胃脘疼痛，状如针刺或刀割，痛有定处而拒按，入夜尤甚。病程日久，胃痛反复发作而不愈，面色晦暗无华，唇黯，舌质紫黯或有瘀斑，脉涩。

证候分析：气滞则血瘀，或吐血、便血之后，离经之血停积于胃，胃络不通，而成瘀血，瘀血停胃，故疼痛状如针刺或刀割，固定不移，拒按；瘀血不净，新血不生，故面色晦暗无华，唇黯；舌质紫黯，或有瘀点、瘀斑，脉涩，为血脉瘀阻之象。

治法：理气活血，化瘀止痛。

方药：失笑散合丹参饮加减。前方以五灵脂、蒲黄活血祛瘀，通利血脉以止痛；后方重用丹参活血化瘀，檀香、砂仁行气止痛。

加减：若因气滞而致血瘀，气滞仍明显时，宜加理气之品，但忌香燥太过。若血瘀而兼血虚者，宜合四物汤等养血活血之味。若血瘀而兼脾胃虚衰者，宜加炙黄芪、党参等健脾益气以助血行。若瘀血日久，血不循常道而外溢出血者，应参考吐血、便血篇处理。

中成药：可选用九气拈痛丸。

6.胃阴亏耗

症状：胃脘隐痛或隐隐灼痛，伴嘈杂似饥，饥不欲食，口干不思饮，咽干唇燥，大便干结，舌体瘦，质嫩红，少苔或无苔，脉细而数。

证候分析：气郁化热，热伤胃津，或瘀血积留，新血不生，阴津匮乏，阴津亏损则胃络失养，故见胃脘隐痛；若阴虚有火，则可见胃中灼痛隐隐；胃津亏虚则胃纳失司，故嘈杂似饥，知饥而不欲纳食；阴液亏乏，津不上承，故咽干唇燥；阴液不足则肠道干涩，故大便干结；舌体瘦舌质嫩红，少苔或无苔，脉细而数，皆为胃阴不足而兼虚火之象。

治法：滋阴益胃，和中止痛。

代表方药：益胃汤合芍药甘草汤加减。方中沙参、玉竹补益气阴；麦冬、生地滋养阴津；冰糖生津益胃；芍药、甘草酸甘化阴，缓急止痛。

加减：若气滞仍著时，加佛手、香橼皮、玫瑰花等轻清畅气而不伤阴之品；津伤液亏明显时，可加芦根、天花粉、乌梅等以生津养液；大便干结者，加火麻仁、郁李仁、瓜蒌仁等润肠之品。若兼肝阴亦虚，症见脘痛连胁者，可加白芍、枸杞子、生地等柔肝之品，也可用一贯煎化裁为治。

中成药：可选用养胃舒胶囊。

7.脾胃虚寒

症状：胃脘隐痛，遇寒或饥时痛剧，得温或进食则缓，喜暖喜按。伴面色不华，神疲肢怠，四末不温，食少便溏，或泛吐清水。舌质淡而胖，边有齿痕，苔薄白，脉沉细无力。

证候分析：胃病日久，累及脾阳。脾胃阳虚，故胃痛绵绵，遇寒或饥时痛剧，得温熨或进食则缓，喜暖喜按；气血虚弱，故面色不华，神疲肢怠；阳气虚不达四末，故四肢不温；脾虚不运，转输失常，故食少便溏；脾阳不振，寒湿内生，饮邪上逆，故泛吐清水；舌质淡而胖，边有齿痕，苔薄白，脉沉细无力，为脾胃虚寒之象。

治法：温中健脾。

方药：黄芪建中汤加减。方中以黄芪补中益气、饴糖益气养阴为君；以桂枝温阳气、芍药益阴血为臣；以生姜温胃、大枣补脾为佐；炙甘草调和诸药，共奏温中健脾，和胃止痛之功。

加减：若阳虚内寒较重者，也可用大建中汤化裁，或加附子、肉桂、荜茇等温中散寒；兼泛酸者，可加黄连汁炒吴茱萸、煅瓦楞、海螵蛸等制酸之品；泛吐清水时，可予小半夏加茯苓汤或苓桂术甘汤合方为治；兼见血虚者，也可用归芪建中汤治之。若胃脘坠痛，证属中气下陷者，可用补中益气汤化裁为治。

此外，临床上胃强脾弱，上热下寒者也不少见，症状除胃脘疼痛以外，还可见恶心呕吐，嗳气，肠鸣便溏或大便秘结，舌质淡，苔薄黄腻，脉细滑等，治疗时，可选用半夏泻心汤、黄连理中汤或乌梅丸等以调和脾胃，清上温下。

中成药：可选用人参健脾丸、参苓白术丸等。

(四)针灸治疗

1.基本处方

中脘、内关、足三里。中脘、足三里募合相配，内关属心包经，历络三焦，通调三焦气机而和胃，三穴远近结合，共同调理胃腑气机。

2.加减运用

(1)寒邪客胃证：加神阙、梁丘以散寒止痛，神阙用灸法。余穴针用平补平泻法。

(2)饮食伤胃证:加梁门、建里、璇玑以消食导滞。诸穴针用泻法。

(3)肝气犯胃证:加期门、太冲以疏肝理气,针用泻法。余穴针用平补平泻法。

(4)湿热中阻证:加阴陵泉、内庭以清利湿热,阴陵泉针用平补平泻法。余穴针用泻法。

(5)瘀血停胃证:加膈俞、阿是穴以化瘀止痛,针用泻法。余穴针用平补平泻法,或加灸法。

(6)胃阴亏耗证:加胃俞、太溪、三阴交以滋阴养胃。诸穴针用补法。

(7)脾胃虚寒证:加神阙、气海、脾俞、胃俞以温中散寒,神阙用灸法。余穴针用补法,或加灸法。

3.其他

(1)指针疗法:取中脘、至阳、足三里等穴,以双手拇指或中指点压、按揉,力度以患者能耐受并感觉舒适为度,同时令患者行缓慢腹式呼吸,连续按揉 3～5 分钟即可止痛。

(2)耳针疗法:取胃十二指肠、脾、肝、神门、下脚端,每次选用 3～5 穴,毫针浅刺,留针 30 分钟;或用王不留行籽贴压。

(3)穴位注射疗法:根据中医辨证,分别选用当归注射液、丹参注射液、参附注射液或生脉注射液等,也可选用维生素 B_1 或维生素 B_{12} 注射液,按常规取 2～3 穴,每穴注入药液 2～4 mL,每天或隔天 1 次。

(4)埋线疗法:取肝俞、脾俞、胃俞、中脘、梁门、足三里等穴。方法:将羊肠线用埋线针植入穴位内,无菌操作,每月 1 次,连续 3 次。适用于慢性胃炎之各型胃痛症者。

(5)兜肚法:取艾叶 30 g,荜茇、干姜各 15 g,甘松、山萘、细辛、肉桂、吴茱萸、延胡索、白芷各 10 g,大茴香 6 g,共研为细末,用柔软的棉布折成 15 cm 直径的兜肚形状,将上述药末均匀放入,紧密缝好,日夜兜于中脘穴或疼痛处,适用于脾胃虚寒胃痛。

第五章 肝胆系常见病证

第一节 黄　　疸

一、临床诊断

(1)目黄、身黄、尿黄。以目睛发黄为主。因为目睛发黄是最早出现、消退最晚,而且是最易发现的指征之一。

(2)患病初期,常有类似胃肠感冒的症状,三五天以后,才逐渐出现目黄,随之溲黄与身黄。急黄表现为黄疸起病急骤,身黄迅即加深,伴见高热,甚或出现内陷心包、神昏痉厥等危候。

(3)有饮食不节或饮食不洁、肝炎接触或使用化学制品、药物等病史。

(4)血常规、尿常规检查,血生化肝功能检查,如血清总胆红素、尿胆红素、尿胆原、直接或间接胆红素、转氨酶测定,B超、CT、胆囊造影等,以及肝炎病毒学指标、自身免疫性肝病检测指标等,有助于黄疸诊断,并有利于区别细胞性黄疸(病毒性肝炎等)、梗阻性黄疸(肝胆及胰腺肿瘤、胆石症等)和溶血性黄疸。

二、病证鉴别

(一)黄疸与萎黄相鉴别

黄疸与萎黄相鉴别(见表5-1)。

(二)阳黄、阴黄与急黄相鉴别

阳黄、阴黄与急黄相鉴别(见表5-2)。

表 5-1 黄疸与萎黄鉴别要点

	黄疸	萎黄
病因	感受时疫毒邪、饮食所伤、脾胃虚弱、瘀血、砂石阻滞	大失血或重病之后
病机要点	湿浊阻滞，胆液外溢	气血不足，血不华色
目黄	目黄、身黄、溲黄	颜面皮肤萎黄不华，无目黄
兼症	恶心呕吐，腹胀纳呆，大便不调	眩晕、气短、心悸

表 5-2 阳黄、阴黄与急黄鉴别要点

	阳黄	阴黄	急黄
病因	湿热	寒湿	热毒
病机要点	湿热壅滞	寒湿瘀滞	热毒炽盛，迫及营血
证候特征	黄色鲜明如橘色，伴口干发热，小便短赤，大便秘结，舌苔黄腻，脉弦数	黄色晦暗如烟熏，伴脘闷腹胀，畏寒神疲、口淡不渴，舌质淡，苔白腻，脉濡缓或沉迟	黄色如金，发病迅速，伴神昏，谵语，衄血、便血，肌肤瘀斑，舌质红绛，苔黄燥
预后	治疗及时，预后良好	病情缠绵，不易速愈	病情凶险，预后多差

三、病机转化

黄疸的病位在脾、胃、肝、胆，病性有虚有实，初病多实，久病多虚。发病与湿邪内郁相关。急黄为感受湿热疫毒为患，热毒炽盛，迫及营血，病情急重；阳黄为中阳偏盛，湿从热化，湿热瘀滞，“瘀热以行”，或肝胆郁热，胆汁外溢所致；阴黄为中阳不足，湿从寒化，寒湿瘀滞为患，或脾胃虚弱，血败不荣于色所致。总之，黄疸形成的病机，可概括为湿热瘀滞、肝胆郁热与脾虚血败及不荣于色三个方面（见图 5-1）。

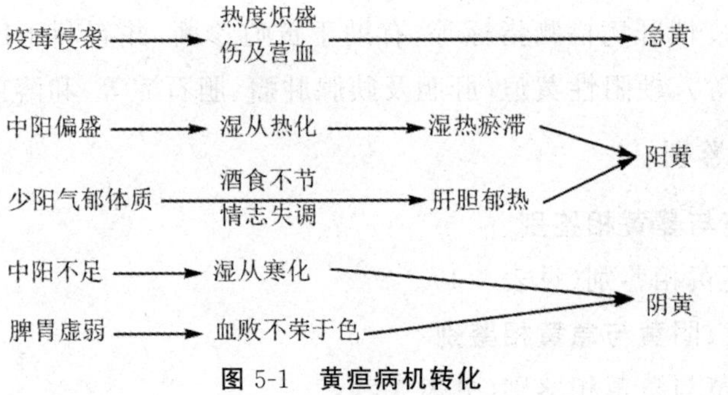

图 5-1 黄疸病机转化

四、辨证论治

(一)治则治法

黄疸初期以实证为主,治疗重在攻逐体内邪气,据其邪气特性,采用相应的治疗方法。阳黄证以清热利湿为主,通利二便是驱逐体内湿邪的主要途径。阳黄证无论湿热之轻重,苦寒攻下法的应用均有利于黄疸的消退,但须中病即止,以防损伤脾阳。急黄证的治疗以清热解毒凉血为主,并随病证变化,灵活应用攻下、开窍之法。阴黄证治疗则依据寒湿或血瘀的病机特点,可采用温化寒湿、化瘀退黄治法。而虚黄的治疗则以健脾生血为原则。久病黄疸的治疗,更当重视健脾疏肝、活血化瘀,以避免黄疸进一步发展为积聚、鼓胀等顽症。

(二)分证论治

湿、毒、虚、瘀是黄疸的主要证候要素。阳黄可分为湿热兼表、热重于湿、湿重于热、肝胆郁热。湿热兼表,多见于黄疸初起,双目白睛微黄或不明显,小便黄,伴恶寒发热等表证;热重于湿以身目俱黄,黄色鲜明,发热口渴为特征;湿重于热也表现为身目俱黄,但黄色不如热重者鲜明,可见头身困重等;肝胆郁热以身目发黄鲜明,右胁剧痛放射至肩背,壮热或寒热往来为特征。阴黄可分为寒湿证和脾虚证,寒湿证以身目俱黄,黄色晦暗,或如烟熏为特征;脾虚证以身目发黄,黄色较淡而不鲜明,肢体倦怠乏力为特征。急黄以发病迅速,身目俱黄,其色如金,高热烦渴甚至发生神昏痉厥为特征。

(三)临证备要

茵陈蒿是治疗黄疸的专药,可用于多种原因所致的黄疸,用量一般为 30～50 g。此外,青叶胆、金钱草、虎杖、郁金、败酱草、车前草等均有退黄之效,临床可酌情选用。

大黄治疗黄疸,古方常用。清代温病学家吴又更认为"退黄以大黄为专攻",主张较大剂量使用大黄。实践证明,在治疗阳黄时,大黄确有很好的疗效,大便干结时,可加玄明粉;大便溏时,可用制大黄。

黄疸多湿热邪毒所致,今人有"治黄需解毒,毒去黄易除"之说。除了茵陈、山栀子、大黄、虎杖以外,蒲公英、连翘、板蓝根、大青叶、白花蛇舌草等清热解毒药或金钱草、车前草等利湿解毒药,临床也很常用。

黄疸多湿热瘀滞,《金匮要略》认为"瘀热以行,脾色必黄",所以黄疸治疗当重视活血化瘀或凉血散血。丹参、茜草、丹皮、赤白芍等,临床常用。所谓"治黄需活血,血行黄易灭",就是在强调黄疸活血化瘀治法的重要。

黄疸病位在脾胃肝胆，久病黄疸表现为肝郁脾虚者也不少见。所以治疗黄疸应该重视疏肝柔肝，调理气血，健脾护胃。同时应该注意扶正益气、化瘀散结、祛邪解毒，方剂可用当归补血汤、当归芍药散、鳖甲煎丸、三甲散等，以防治病情进展到积聚以致引发鼓胀。

虚黄为黄疸的特殊类型，可见于进食蚕豆，或药毒所伤，常见面色无华，乏力体倦，小便赤褐色，多虚，当用小建中汤等调补。

（四）常见变证的治疗

1.鼓胀

气、血、水淤积于腹内，常表现为腹大如鼓、皮色苍黄、腹壁青筋暴露，常伴有胁下或腹部痞块，四肢枯瘦等证，舌黯有瘀斑，舌苔腻或舌淡胖，苔白，脉弦滑或细弱，初期以理气和血，利水行湿为法，可以木香顺气散为主方；中期以益气活血，行气利水为法，可用四君子汤合调营饮为主方；晚期当重视并发症，出血者，可用泻心汤或大黄、白及、三七粉凉开水调为糊状，慢慢吐服；神昏者，可用至宝丹或苏合香丸以醒神开窍。

2.积聚

胁下可有癥积，固定不移，胸胁刺痛，拒按，舌黯或淡黯，有瘀斑，脉涩，可用鳖甲煎丸以活血散瘀，软坚散结，如有气血亏虚可合用当归补血汤，或人参养荣汤。

（五）其他疗法

1.中成药疗法

（1）茵栀黄口服液：清热解毒，利湿退黄。适用于湿热毒邪内蕴所致急性、迁延性、慢性肝炎和重症肝炎（Ⅰ型）。也可用于其他型重症肝炎的综合治疗。

（2）清肝利胆胶囊：清利肝胆湿热。适用于肝郁气滞、肝胆湿热未清等症。

（3）茵陈五苓丸：清湿热，利小便。适用于肝胆湿热，脾肺郁结引起的湿热黄疸，胆腹胀满，小便不利。

（4）乙肝解毒胶囊：清热解毒，疏肝利胆。适用于乙型肝炎，辨证属于肝胆湿热内蕴者。

2.针灸疗法

针刺以足三里、阳陵泉、行间、胆囊穴、至阳等为主，发热者可加曲池；湿浊重者可加阴陵泉、地机；胁痛者可加日月、期门；恶心呕吐者可加内关、中脘。多用泻法，留针30分钟，每天1次，两周1疗程。

第二节　肝　　著

一、临床诊断

(一)症状与体征

(1)上腹右胁下部发生疼痛,有胀痛、刺痛、隐痛、剧痛等不同疼痛性质,可伴有右上腹部压痛。

(2)常伴食欲缺乏,厌食油腻,腹胀,恶心呕吐,嘈杂,泛酸,嗳气等上消化道症状。

(3)起病缓慢,多反复发作,发病多有诱因,如饱餐油腻,情绪焦躁、暴怒,过度劳累等。

(二)辅助检查

消化系彩超、CT、MRI、肝功能、肝炎系列、病毒定量检测等理化检查显示有明确的病毒性肝病、脂肪肝、胆囊炎等疾病,并排除其他引起上腹部疼痛的疾病。

二、病证鉴别

(一)肝著与真心痛

真心痛是心经病变所引起的心痛证,相当于西医学的急性冠脉综合征。真心痛多见于中老年人,有时可出现上腹痛,但多有高血压、糖尿病等病史,主要表现为起病较急,当胸而痛,且多为刺痛,有压榨感,动辄加重,痛引肩背,常伴心悸气短、汗出肢冷,病情危急。正如《灵枢・厥论》曰:“真心痛,手足青至节,心痛甚,旦发夕死,夕发旦死。”其病变部位、疼痛程度与特征、伴随症状及其预后等方面,与肝著有明显区别。

(二)肝著与腹痛

腹痛是以胃脘以下,耻骨毛际以上部位疼痛为主症,多相当于西医学的急、慢性胰腺炎以及外科急腹症(包括肠梗阻、腹膜炎、肠穿孔、宫外孕等)。肝著以上腹部右胁下发生疼痛为主症,有胀痛、刺痛、隐痛、剧痛等不同疼痛性质,可伴有上腹部压痛。所以就应从其疼痛的主要部位和如何起病来加以辨别。

(三)肝著与肠痈

肠痈(急性阑尾炎)病变初起,多表现为突发性胃脘部疼痛,随着病情的变化,很快由胃脘部转移至右下腹部疼痛为主,且痛处拒按,腹皮拘急,右腿屈曲不伸，转侧牵引则疼痛加剧，多可伴有恶寒、发热、便秘等症。肝著患者始终局限于右胁下，一般无发热。

（四）肝著与胃癌

胃癌多以胃痛为主要症状，可伴呕血、黑便、消瘦等证。如胃痛日久，反复发作，伴消瘦、呕血、黑便等症者，更需详细询问病史，注意体格检查（包括左锁骨上淋巴结的触诊），同时及时行上消化道钡餐造影和电子胃镜等检查以明确诊断。

（五）西医鉴别诊断

（1）经电子胃镜、上消化道钡餐检查，可与急、慢性胃炎，胃十二指肠溃疡病，胃黏膜脱垂、胃癌做鉴别诊断。

（2）血常规、腹部 X 线检查可与肠梗阻、肠穿孔等做鉴别诊断。

（3）心肌酶谱、肌钙蛋白、心电图检查可与心绞痛、心肌梗死做鉴别诊断。

三、病机转化

肝著的病位主要在肝胆，其病因病机除气滞血瘀，直伤肝胆外，同时和脾胃、肾、心有关。实证以气滞、血瘀、湿热为主，虚证多属阴血亏损，肝失所养。

（一）肝气郁结

情志抑郁，或暴怒伤肝，肝失条达，疏泄不利，气阻络痹，而致肝著。

（二）瘀血停着

气郁日久，血流不畅，瘀血停积，胁络痹阻出现肝著；或强力负重，胁络受伤，瘀血停留，阻塞胁络，致使肝著。

（三）肝胆湿热

外湿内侵，或饮食所伤，脾失健运，痰湿中阻，气郁化热，肝胆失其疏泄，导致肝著。

（四）肝阴不足

久病或劳欲过度，精血亏损，肝阴不足，血虚不能养肝，使脉络失养，亦能导致肝著。

四、辨证论治

（一）辨证思路

1.辨虚实

一般来说，病程短，病势急，因肝郁气滞、血瘀痹阻或外感湿热之邪所致的肝著属实，证见疼痛剧烈，脉弦实有力。病程长、病势缓，因肝血不足、络脉失养所致的肝著属虚，证见疼痛隐隐，久久不解而喜按，脉弦细无力。

2.辨气血

一般来说,气滞以胀痛为主,且游走不定,痛无定处,时轻时重,症状的轻重每与情绪变化有关;血瘀以刺痛为主,且痛处不移,疼痛持续不已,局部拒按,入夜尤甚。

3.辨外感、内伤

外感是由湿热外邪侵犯肝胆,肝胆失于疏泄条达而致,伴有寒热表证,且起病急骤,同时可出现恶心、呕吐或目睛发黄、小便黄等症状,舌质红,苔黄腻,脉浮数或滑数;内伤是由肝郁气滞,瘀血内阻,或肝阴不足所引起,不伴有恶寒、发热的表证,且起病缓,病程长。

(二)治疗原则

肝著的治疗原则应根据"柔肝疏肝""活血化瘀""软坚散结""清利湿热""化痰"的理论,结合肝胆的生理特点,灵活运用。实证宜用理气、活血;虚证宜用滋阴、柔肝。

(三)分证论治

1.肝气郁结

(1)症状:以胀痛为主,走窜不定,疼痛每因情绪而增减,胸闷气短,食少纳呆,嗳气频作,苔薄,脉弦。

(2)证候分析:肝气失于条达,阻于脉络,故胁肋胀痛。气属无形,时聚时散,聚散无常,故疼痛走窜不定。情志变化与气之郁结关系密切,故疼痛随情志变化而有所增减。肝经气机不畅,故胸闷气短。肝气横逆,易犯脾胃,胃气上逆故食少嗳气。脉弦为肝郁之象。

(3)治法:疏肝理气。

(4)代表方药:柴胡疏肝散加减。方中柴胡疏肝,配香附、枳壳、陈皮以理气;川芎活血;芍药、甘草以缓急止痛。

(5)加减:胁痛重者,酌加青皮、川楝子、郁金以增强理气止痛的作用。若气郁化火,证见胁肋掣痛,心急烦躁,口干口苦,尿频便秘,舌红苔黄,脉弦数,可去川芎,加丹皮、栀子、黄连、川楝子、延胡索等以清肝理气、活血止痛。若气郁化火伤阴,证见胁肋隐痛,遇劳加重,心烦头晕,睡眠欠佳,舌红苔薄,少津,脉弦细数,可去川芎,加当归、何首乌、枸杞子、丹皮、栀子、菊花等以滋阴清热。若肝气横逆,脾失健运,证见胁痛肠鸣腹泻者,可加白术、泽泻、薏苡仁等以健脾止泻。若胃失和降,证见恶心呕吐者,可加陈皮、半夏、藿香、砂仁、苏叶、生姜等以降逆行气、和胃止呕。

2.瘀血停着

(1)症状:以刺痛为主,痛有定处,入夜更甚,胁下或见癥块,舌质紫黯,脉沉弦涩。

(2)证候分析:肝郁日久,气滞血瘀,或跌仆损伤,致瘀血停着,痹阻脉络,故胁痛如刺,痛处不移,入夜尤甚。郁结停滞,积久不散,则渐成癥块。舌质紫黯,脉沉弦涩,均属血瘀内停之证。

(3)治法:祛瘀通络。

(4)代表方药:旋覆花汤加减。方中茜草活血通经,旋覆花理气止痛。

(5)加减:方中可酌加郁金、桃仁、延胡索、归尾等以增强理气活血之力。若瘀血较重者,可用复原活血汤加减以活血祛瘀,通经活络。方中大黄、山甲、桃仁、红花破瘀散结、当归养血行瘀;柴胡疏肝行气,引药入经。若胁下有癥块,而正气未衰者,可加三棱、莪术、土鳖虫等以增强破瘀消坚之力。

3.肝胆湿热

(1)症状:胁痛,口苦,胸闷,纳呆,恶心、呕吐,目赤或目黄,身黄,小便黄赤,舌苔黄腻,脉弦滑数。

(2)证候分析:湿热蕴结于肝胆,肝络失和,胆不疏泄,故胁痛,口苦。湿热中阻,升降失常,故胸闷、纳呆,恶心、呕吐。肝开窍于目,肝火上炎,则目赤。湿热交蒸,胆汁不循常道而外溢,可出现目黄、身黄、小便黄赤。舌苔黄腻,脉弦滑数,均为肝胆湿热之证。

(3)治法:清热利湿。

(4)代表方药:龙胆泻肝汤加减。方中以龙胆草泻肝胆湿热,栀子、黄芩清热泻火,木通、泽泻、车前子清热利湿。

(5)加减:可酌加川楝子、青皮、郁金、半夏等以疏肝和胃,理气止痛。若发热黄疸者,可加茵陈、黄檗以清热利湿除黄。若湿热煎熬,结成砂石,阻滞胆道,证见胁肋剧痛,连及肩背者,可加金钱草、郁金、鸡内金、海金沙、乌药等以利胆排石。若热盛伤津,大便秘结,腹部胀满者,可加大黄、芒硝以泄热通便。

4.肝阴不足

(1)症状:胁肋隐痛,悠悠不休,遇劳加重,口干咽燥、心中烦热,失眠,头晕目眩,舌红少苔,脉弦细而数。

(2)证候分析:肝郁日久化热,耗伤肝阴,或久病体虚,精血亏损,不能濡养肝络,故胁肋隐痛,悠悠不休,遇劳加重。阴虚易生内热,故口干咽燥,心中烦热,失眠。精血亏虚,不能上荣,故头晕目眩。舌红少苔,脉弦细而数,均为阴虚内热之象。

(3)治法：养阴柔肝。

(4)代表方药：一贯煎加减。方中生地黄、枸杞滋养肝肾以滋水涵木，沙参、麦冬滋养肺肾以扶金制木，当归养肝血，川楝子理肝气。

(5)加减：若心中烦热，失眠可加焦栀子、炒枣仁、柏子仁以清热安神；若头晕目眩可加黄精、女贞子、墨旱莲、菊花以益肾清肝。

(四)其他疗法

1.单方验方

(1)青黛、明矾，共研细末，装入胶囊，每次 2 粒，每天 3 次，口服，具有清热退黄的作用。可用于黄疸经久不退，特别是淤胆型肝炎的患者。

(2)大黄甘草汤：生甘草 10 g，生大黄 15 g(后下)。水煎，每天 1 剂，分 2 次服。用于急性病毒性肝炎。

(3)茵板合剂：茵陈蒿 15 g，板蓝根 35 g。水煎 2 次，将药汁一起浓煎至 200 mL，加白糖，每次100 mL，每天 2 次。主治急性黄疸型肝炎。

(4)降酶合剂：贯众 15 g，牡丹皮 20 g，败酱草 30 g，茯苓 20 g。用于慢性肝炎谷丙转氨酶升高者。

(5)复方水飞蓟蜜丸：水飞蓟、五味子各半，制成蜜丸，每丸含生药 10 g，每次 1 丸，天 3 次。用于慢性肝炎谷丙转氨酶升高者。

(6)茅根木贼汤：白茅根 15 g，木贼草 15 g，板蓝根 30 g，水煎服。适用于小儿急性肝炎，梗阻性黄疸。

(7)木瓜冲剂：木瓜生药 15 g，加蔗糖制成粉末颗粒，包装成药品备用。每次 1～2 包。主治急性黄疸型肝炎。

(8)泥鳅数条，放烘箱内烘干(温度 100 ℃为宜)，研成粉末。每服 10～12 g，每天 3 次，饭后服。功能为清热祛湿，退黄解毒。适用于急性黄疸型肝炎。

(9)柳芽 10 g，开水冲泡代茶频饮。具有清热、利尿、解毒功效。适用于黄疸型肝炎。

(10)车前草 30 g，煎服，每天 1 剂。用治于急性黄疸型肝炎。

(11)田基黄、螃琪菊，煎服，每天 1 剂。用于急性肝炎、慢性活动性肝炎。

(12)鸡骨草 30～60 g，煎服。用于退黄。

(13)垂盆草 30 g，水煎服，每天 1 次，连服 2 周为 1 个疗程。适用于各型肝炎引起的胁痛。

2.针灸疗法

(1)实证:取厥阴、少阳经穴为主。毫针刺用泻法。

代表方药:期门、支沟、阳陵泉、足三里、太冲。

方义:肝与胆为表里,厥阴、少阳之脉,同布于胁肋。故取期门、太冲循经远取支沟、阳陵泉以疏肝胆经气,使气血畅通,奏理气止痛之功。佐以足三里和降胃气而消痞。

(2)虚证:取背俞穴和足厥阴经穴为主。毫针刺用补法,或平补平泻。

代表方药:肝俞、肾俞、期门、行间、足三里、三阴交。

方义:肝阴血不足,取肝俞、肾俞,用补法可充益肝肾之阴。期门为肝之募穴,近取以理气。行间为肝之荥穴,用平泻法以泻络中虚热。配足三里、三阴交扶助脾胃,以滋生化之源。

第三节　肝　　癖

一、临床诊断

(一)症状与体征

(1)肝区疼痛或胀闷,或仅有右侧胁肋部轻微不适感。

(2)常伴疲乏,腹胀不适,纳呆,口黏口苦,恶心,嗳气,泛酸等消化系统症状,形体多肥胖。

(3)起病多缓慢,多有过食肥甘厚腻,长期饮酒,体力劳动及体育锻炼较少等不良生活习惯。

(4)右肋下可触及稍肿大之肝脏,表面光滑,触痛不明显。

(5)实验室检查可有血脂增高及肝功能异常,肝脏B超及CT提示脂肪肝,肝活检组织学改变符合脂肪性肝病的病理学诊断标准。

(二)辅助检查

肝组织学检查(简称肝活检)是目前本病诊断及分类鉴别最可靠的手段,可准确判断肝组织脂肪贮积、炎症和纤维化程度。而影像学检查是目前诊断本病常用的检查方法,其中B超已作为拟诊脂肪肝的首选方法,B超检查可大致判断肝内脂肪浸润的有无及其在肝内的分布类型,但B超检查对肝内脂肪浸润程度的判断仍不够精确，并且对肝内炎症和纤维化的识别能力极差。而CT腹部平扫对脂肪肝的诊断有很高的敏感性，局灶性脂肪肝有其特征性CT表现，可用于评估药物防治脂肪肝的效果。目前尚无一种定性或定量诊断脂肪性肝病的实验室检查指标，但血液实验室检查对于判断脂肪肝的病因、可能的病理阶段及其预后有一定的参考价值。包括肝功能、血脂、血糖、血清纤维化指标等检查。此外，身高、体重、腰围、臀围、体重指数（BMI＝体重/身高^2）、腰臀比（WHR＝腰围/臀围）也与本病发病密切相关。

二、病证鉴别

（一）肝癖与胁痛

肝癖与胁痛均可出现胁肋部疼痛不适症状，但胁痛多不伴胁下积块，起病可急可缓，发作时多伴有情志不舒，胁痛。病因除饮食、情志、劳欲等内因外，尚有外感湿热、跌仆损伤等外因，多对应于西医学的急、慢性肝炎，胆系疾病，肋间神经痛及胁肋部外伤等；而肝癖可出现胁下痞块，起病缓慢，除肥胖外早期可无明显临床症状，病因多为内伤所致，对应于西医学的脂肪肝。

（二）肝癖与肝著

肝癖又名肝胀。肝著病名出自《金匮要略·五脏风寒积聚病脉证并治》："肝着，其人常欲蹈其胸上，先未苦时，但欲饮热，旋覆花汤主之。"肝著是因肝热病、肝瘟等之后，肝脏气血郁滞，著而不行，以右胁痛，右胁下肿块，用手按捺捶击稍舒，肝功能异常等为主要表现疾病。本病主要指西医学所说的慢性肝炎，包括慢性迁延性肝炎和慢性活动性肝炎。以胸胁部痞闷不舒，甚或胀痛，用手按捺捶击稍舒，并喜热饮，一般有急性发病史，体型多不胖，肝功能异常，血清病毒学及B超等检查可资鉴别。

（三）肝癖与肝积

肝积是以右胁痛，或胁下肿块，腹胀纳少及肝瘀证候为主要表现的积聚类疾病。《脉经·平五脏积聚脉证》曰："诊得肝积，脉弦而细，两胁下痛……身无膏泽……爪甲枯黑。"肝积多由肝著发展而来，而且可进展为鼓胀、肝癌。对应于西医学的肝硬化，相应的血液及影像学检查可确诊。肝癖虽同样有胁痛，胁下肿块及消化道症状，但一般无明显消瘦及淤血、出血征象，血脂升高及影像学检查发现脂肪肝有助于鉴别。

（四）肝癖与肝痨

肝痨是因痨虫侵及肝脏，阻碍疏泄，耗吸营养，蚀耗肝阴。以右胁痛，右胁下肿块，潮热，盗汗，消瘦等为主要表现的痨病类疾病，对应于西医学的肝结核。既往结核病史或肝外结核发现对诊断有提示作用，相应结核相关检查和对抗结核药物治疗有助于确诊。肝癖患者多形体肥胖，无结核病史，不会出现结核中毒症状。

(五)肝癖与肝瘤、肝癌

肝瘤、肝癌B超及CT等检查可见局限性占位性病变，而非弥漫性肝大。

三、病机转化

肝癖多因饮食不节、劳逸失度、情志失调、久病体虚、禀赋不足等因素导致脾失健运、肝失疏泄、肾失气化，痰浊、瘀血内生，日久互结于胁下。

(一)病机关键

病机关键在于脏腑功能失调，气血津液运行失常，痰浊瘀血蕴结于肝，饮食不节，劳逸失度，伤及脾胃，脾失健运，或情志失调，肝气郁结，肝气乘脾，脾失健运，或久病体虚，脾胃虚弱，脾失健运，导致湿浊内停；湿邪日久，郁而化热，而出现湿热内蕴；禀赋不足或久病及肾，肾精亏损，气化失司，痰浊不化，蕴结于内，阻滞气机，气滞血瘀，瘀血内停，阻滞脉络，最终导致痰瘀互结。

(二)病位在肝，涉及脾、肾、胆、胃等脏腑

肝的疏泄功能正常，则气机调畅，气血和调，津液敷布。若失其疏泄，则气机不畅，水道不利，气津不化，气血津液输布代谢障碍，水停饮聚，凝而成痰成脂，阻于经络，聚于脏腑。同时，肝的疏泄功能正常，是脾胃正常升降的重要条件，肝主疏泄，脾主运化，两者关系密切，相互协调。正所谓"肝木疏土，脾土荣木，土得木而达之，木赖土以培之"。若肝之疏泄功能失常，直接影响脾的运化升清功能。表现为肝失疏泄，脾失健运，精微不布，聚湿生痰，壅于肝脏，日久渐积，终致肝癖。

此外，肝之疏泄功能还体现在胆汁的分泌与排泄方面。而胆汁正常分泌和排泄，有助于脾胃的运化功能，若肝失疏泄，胆不能正常泌输胆汁，净浊化脂，则浊脂内聚于肝，也可形成肝癖。

饮食入胃，其消化吸收过程虽然在胃和小肠内进行，但必须依赖于脾的运化功能，才能将水谷化为精微，再经脾的转输和散精功能把水谷精微"灌溉四旁"，布散周身。脾的运化功能健旺，津液上升，糟粕下降，就能防止气血津液发生不正常的停滞，阻止痰湿浊瘀等病理产物的生成；反之，则导致气血津液停滞，痰湿膏脂内蕴。

肾主体内五液，有维持体内水液平衡的功能。肾中阳气亏虚，气化失司，不能温煦脾阳，则津液内停，清阳不升，浊阴不降，清从浊化，津液内停化为痰浊。若肾阳不足，气化功能减弱，不能蒸化津液，液聚脂凝而成肝癖。若房事不节，暗耗肾精，或久病伤阴途穷归肾，或热入下焦，劫耗肾精，皆可致肾阴亏虚。肝肾同源，肾阴受伐，水不涵木，肝之阴血愈亏，阴虚火旺灼津成痰成瘀，或阴损及阳，气化失司，津液内停，或肝失疏泄，脾失健运，浊瘀停聚于肝而成肝癖。

(三)病理性质属本虚标实，以脾肾亏虚为本，痰浊血瘀为标

盖肝主疏泄，脾主运化，肾司气化，人之一身气血津液有赖于肝、脾、肾等脏腑的功能协调有节，否则，必然会引起气血津液的代谢失常，滋生本病。故其虚为本，其实为标，“本虚标实”是本病的重要特征。就邪实而言，主要是痰湿热瘀阻于经络，结于胁下而成。痰之为物，随气升降，无处不到。若流注经络，则脉络阻滞；结于局部，则成痰核积聚。痰来自津，瘀本乎血。痰浊停滞，脉道不利，瘀血滋生，可致痰瘀互结。肝癖患者每有痰湿阻滞，气机不利，血行不畅，则瘀血阻络蕴而不散，津液涩渗，蓄而不去，积于胁下则伤肝。痰浊瘀血蕴结，日久化热；或肝炎后治疗不彻底，湿热未清，加以肥甘油腻、酒食过多皆能助湿生热，最终导致痰湿热瘀蕴结肝胆，形成肝癖。

(四)病程有早、中、晚之分，在气在血之别

肝癖早、中期，以痰湿偏盛为主，痰湿可以热化；随着病情发展，血瘀之证渐露；晚期以血瘀居多，痰湿少见。早期肝气不疏为主，肝郁可以化火，也可以出现肝胆湿热；继之为气滞血瘀，日久则可出现肾气亏虚；郁热、湿热及痰热又可耗伤阴血。对于脏腑虚实的转化，早期多见脾气虚、肝气郁结，继之肝郁气滞、脾虚益甚，日久肝脾肾俱虚，既有肝脾气血亏虚，又伴肾精耗损。

(五)病延日久，变证丛生

肝癖迁延日久，久病入络，可致痰瘀阻络，气、血、津液运行障碍，水湿停蓄体内，而生鼓胀、水肿等变证。或瘀血阻络，血不循经，而出现呕血、便血等血证之表现。或气滞血瘀痰凝日久，内结于腹中，而成积聚之证。

四、辨证论治

(一)辨证思路

1.辨虚实

本病病性属本虚标实，临床表现为虚实夹杂之证，故首先应辨别本虚与标实之轻重。以标实为主者，体质多较壮实，胁肋部胀满疼痛较明显，苔多浊腻，脉多弦而有力；而以正虚为主者，病程较长，多见羸弱、神疲乏力、纳呆腹胀、腰膝酸软、胁肋部隐痛不适等症，舌质黯，脉多细弱无力。

2.辨气血

本病初期多以气滞为主，多见胁肋部胀满疼痛，情志不舒，遇忧思恼怒加重，喜叹息，得嗳气、矢气稍舒，舌淡红，脉弦；日久可见气滞血瘀或痰瘀阻络，症见胁肋部隐痛，痛势绵绵或为刺痛，痛处固定，胁下痞块，伴面色晦暗，舌黯，脉弦涩等。

3.辨邪气

本病以气滞、血瘀、痰湿、郁热为标，临床尚须仔细辨别邪气的种类。以气滞为主要表现者，多见胁肋部胀痛，胸闷，喜叹息，烦躁易怒，脉弦等。以血瘀为主要表现者，多见胁下痞块，刺痛或钝痛，面色晦暗，舌质紫黯或有瘀点、瘀斑，脉涩等。以痰湿为主者，多见形体肥胖，胁肋部胀闷不适，胸闷腹胀，纳呆便溏，头昏乏力，苔腻，脉滑等。以郁热为主者，多见口干口苦，身目发黄，大便不爽，小便短赤，舌红苔黄，脉数等。

4.辨脏腑

本病到后期多有正气亏虚表现，临床以肝、脾、肾三脏的亏虚尤为多见，故临床还须结合脏腑辨证以确定治疗的重点。以肝之阴血不足为主要表现者，多有眩晕，两目干涩，胁肋部隐痛，口干，急躁易怒等。脾虚多见阳气的亏虚，可出现腹胀，纳呆，呕恶，便溏，四肢不温等表现。肾主一身之阴阳，临床可表现为肾阴或肾阳的不足，其中以肾阳虚临床较为多见，表现为腰膝冷痛，畏寒喜暖，下肢乏力，反应迟钝，面色㿠白，舌淡胖，边有齿痕，脉沉细等。

肝癖早期邪气不盛，正气尚足，治疗以祛邪和调理脏腑功能为主，通过适当的调治可完全康复；若失治、误治，病情进展，痰瘀互结，正气渐虚，则治疗颇为棘手，需攻补兼施，疗程较长且病情易于反复，但只要调治得当，持之以恒，仍有可能完全康复；肝癖晚期，正气大衰，邪气留着，治疗则应以扶正为主，兼以祛邪，而且"肝癖"后期可发展为肝积、鼓胀等病证，并可出现水肿、血证、神昏等危重变证，治疗困难，预后不佳。

(二)治疗原则

肝癖的病机关键为脏腑功能失调，气血津液运行失常，痰浊瘀血蕴结于肝，因此治疗应以祛邪为主，可以采用化痰祛瘀之法，同时注意调理脏腑(肝、脾、肾)功能，既有利于痰瘀等邪气的祛除，又可防止产生新的病邪，达到治病求本的目的。另外，还应重视病因治疗，如嗜酒者戒酒，喜食肥甘厚腻者应改为清淡饮食，肥胖者进行必要的体育锻炼以消耗脂肪，减轻体重等。

（三）分证论治

1.肝郁气滞

（1）症状：肝区不适，两胁胀痛，抑郁烦闷，胸闷、喜叹息。时有嗳气，纳食减少，大便不调，月经不调，乳房胀痛。舌质红，苔白而薄，脉弦滑或弦细。

（2）证候分析：情志不舒导致肝失疏泄，气机郁滞，则可出现肝区不适，两胁胀痛，胸闷，乳房胀痛，抑郁烦闷，喜叹息等；脾胃升降失调，胃气上逆则可出现嗳气，脾失健运则可见纳呆食少，大便不调；肝失疏泄还可导致月经不调，脉呈弦象。

（3）治法：疏肝理气。

（4）代表方药：柴胡疏肝散加减，药用醋柴胡、枳壳、泽泻、陈皮、法半夏、郁金、白芍、大黄、山楂、生甘草。

（5）加减：气郁化火而见舌红苔黄、头晕目眩，急躁易怒者，加夏枯草、青黛、丹皮、栀子等泻肝经实火；伴阴血亏虚，口干，五心烦热，腰膝酸软者，加当归、生地黄、制首乌、枸杞子等滋阴清热，养血柔肝。

2.肝郁脾虚

（1）症状：胁肋胀闷，抑郁不舒，倦怠乏力，腹痛欲泻。腹胀不适，食欲缺乏，恶心欲吐，时欲太息。舌质淡红，苔薄白或白，有齿痕，脉弦细。

（2）证候分析：因忧思不解，可致肝失疏泄，脾失健运，气机郁滞故见胁肋胀闷，抑郁不舒，时欲太息；运化不及则可见腹胀、纳呆，恶心欲吐；肝气乘脾，故见腹痛欲泻；舌淡边有齿痕为脾虚之象，而脉弦则为肝郁之证。

（3）治法：疏肝健脾。

（4）代表方药：逍遥散加减，药用醋柴胡、炒白术、薄荷、炒白芍、当归、茯苓、山楂、生姜、生甘草。

（5）加减：肝郁明显者加香附、郁金、川楝子等疏肝理气；脾虚明显者加山药、白扁豆、党参等益气健脾；血虚头晕、心悸、失眠者可加生熟地、枸杞子、酸枣仁等或以归脾汤为主方养血安神；有血瘀者加川芎、丹参、蒲黄、五灵脂等活血化瘀。

3.痰湿内阻

（1）症状：体态肥胖，右胁不适或胀闷，周身困重，大便黏滞不爽。脘腹胀满，倦怠无力，食欲缺乏，头晕恶心。舌质淡，舌苔白腻，脉沉滑。

（2）证候分析：素体肥胖者形有余而气不足，脾胃运化无力，痰湿内生，阻遏气机，肝气不舒，故见右胁不适或胀闷；清阳不升，浊阴不降故见头晕恶心，腹胀纳呆；湿邪阻遏，阳气不得敷布，故见周身困重，倦怠无力；舌淡，苔白腻，脉沉滑均为痰湿内阻之象。

(3)治法：健脾益气，化痰祛湿。

(4)代表方药：二陈汤加减，药用法半夏、陈皮、茯苓、泽泻、莱菔子、山楂、葛根、黄精、生白术、藿香、甘草。

(5)加减：痰湿郁而化热，症见口干、口苦，舌红、苔黄腻者，加茵陈、胆南星、竹茹等清热化湿；腹胀明显者加苍术、厚朴、枳实等燥湿醒脾，理气消胀；脾虚倦怠乏力，面色无华，纳食呆滞者加党参、山药、黄芪、神曲、炒二芽等益气健脾，消食和胃。

4.湿热蕴结

(1)症状：右胁肋部胀痛，周身困重，脘腹胀满或疼痛，大便黏腻不爽。身目发黄，小便色黄，口中黏滞，口干口苦。舌质红，舌苔黄腻，脉弦滑或濡数。

(2)证候分析：过食肥甘厚腻及辛辣炙煿可致湿热内生，或病后湿热未清，蕴结于中焦，熏蒸肝胆，故见胁肋胀痛，身目发黄；湿热壅滞，中焦气机不利，故见腹胀，周身困重，口中黏腻，口干口苦；湿热下注，故见大便黏腻不爽，小便色黄；舌红，苔黄腻，脉弦滑或濡数均为湿热内蕴之象。

(3)治法：清热利湿。

(4)代表方药：茵陈蒿汤加减，药用茵陈、栀子、大黄、虎杖、厚朴、车前草、茯苓、生白术、猪苓、泽泻。

(5)加减：胁痛明显者加柴胡、郁金、延胡索、川楝子等加强疏肝理气止痛之效；兼有血瘀而见胁肋刺痛，舌质紫黯者加土鳖虫、王不留行、穿山甲或配合膈下逐瘀汤以活血通络；湿热伤阴而见腰膝酸软，口干咽燥，五心烦热，舌红少苔者，加麦冬、枸杞子、天花粉、石斛滋阴润燥。

5.痰瘀互结

(1)症状：胁肋刺痛或钝痛，胁下痞块，面色晦暗，形体肥胖。胸脘痞满，咳吐痰涎，纳呆厌油，四肢沉重。舌质黯红、有瘀斑，舌体胖大，边有齿痕，苔腻，脉弦滑或涩。

(2)证候分析：痰浊蕴结日久，气血运行郁滞，痰瘀互结于胁下，故见胁肋刺痛，胁下痞块；痰湿内蕴，脾胃运化失常，故见胸脘痞满，纳呆厌油，咳吐痰涎；气血不畅，难以通达头面四肢，故见面色晦暗，肢体困重；舌体胖大色黯，苔腻，脉弦滑或涩均为痰瘀内阻之象。

(3)治法：活血化瘀，祛痰散结。

(4)代表方药：膈下逐瘀汤合二陈汤加减，药用柴胡、当归、桃仁、五灵脂、穿山甲、丹皮、赤芍、大腹皮、茯苓、生白术、陈皮、半夏、枳实。

(5)加减：痰热明显，症见咳痰黄稠，胸闷心烦，大便秘结者加竹茹、胆南星、全瓜蒌、大黄等清热化痰，通腑泄浊；胁腹部胀满较甚者加香附、川楝子、槟榔、厚朴等理气消胀；兼有肝肾亏虚，腰膝酸软，头晕眼花者，可配合一贯煎合六味地黄丸加减以滋补肝肾。

(四)其他疗法

1.单方验方

(1)丹参 20 g，陈皮 6 g，加水微煎代茶饮。适用于气滞血瘀者。

(2)佛手、香橼各 6 g，加水微煎代茶饮。适用于肝郁气滞者。

(3)丹参、山楂各 15 g，檀香 9 g，炙甘草 3 g，加水微煎代茶饮。适用于瘀血阻络者。

(4)赤小豆、薏米各 50 g，加水熬粥，适量温服。适用于湿邪困脾者。

(5)山楂 10 g，毛冬青 20 g，水煎服。适用于痰瘀互结者。

(6)生山楂、麦芽各 10 g，水煎服。适用于痰湿内蕴兼有食积者。

(7)茵陈 15 g，水煎代茶饮。适用于湿热蕴结者。

(8)山楂 30 g，葛根 15 g，明矾 1.2 g，水煎服。适用于痰湿内蕴者。

(9)半夏 5 g，瓜蒌皮 5 g，生山楂 5 g，丹参 5 g，生麦芽 5 g，水煎服。适用于痰湿阻滞者。

(10)何首乌 6 g，桑寄生 18 g，黄精 10 g，水煎服。适用于肝肾不足者。

2.中成药疗法

(1)强肝胶囊：每次 3 粒，每天 3 次，适用于脾虚气滞、湿热内阻证。

(2)逍遥散：每次 6～9 g，每天 1～2 次，适用于肝郁脾虚证。

(3)桑葛降脂丸：每次 4 g，每天 3 次，适用于脾肾亏损，痰湿瘀阻证。

(4)茵栀黄颗粒：每次 1 袋，每天 3 次，适用于湿热内蕴证。

(5)大黄䗪虫丸：每次 5 g，每天 3 次。适用于痰瘀互结者。

(6)绞股蓝总苷片(胶囊)：每次 2～3 片(粒)，每天 3 次，适用于气虚痰阻证。

(7)壳脂胶囊：每次 5 粒，每天 3 次，适用于痰湿内阻、气滞血瘀或兼有肝肾不足郁热证。

(8)血脂康胶囊：每次 2 粒，每天 2～3 次，适用于脾虚痰瘀阻滞证。

3.针灸疗法

针灸具有降脂、阻断胰岛素抵抗及过氧化反应的功效，一般取穴丰隆、足三里、太冲、肝俞、三阴交等，根据患者的情况采取不同手法及方式，或补或泻，或针或灸，或采用其他穴位刺激法。同时，根据辨证加减，肝郁气滞者加行间，用泻法；肝肾两虚者加太溪、照海、复溜，用补法；瘀血内阻者加血海、地机，用泻法；痰湿困脾者加公孙、商丘，用泻法。每次取6～7个穴位，留针30分钟，期间行针1次，15次为1个疗程。另外还可选用穴位注射法：复方丹参注射液2 mL，实证选双侧丰隆、阳陵泉交替穴位注射，虚证选双侧三阴交、足三里交替穴位注射。也可选用穴位埋线法：穴位埋线是将羊肠线埋入穴位，利用羊肠线对穴位的持续刺激作用治疗疾病的方法。选取9号注射针针头作套管，28号2寸长的毫针剪去针尖作针芯及0号羊肠线。埋线多选肌肉比较丰满的部位的穴位，以背腰部及下肢穴位最常用。但取穴要精简，每次埋线1～3穴，可双侧取穴，可间隔15～20天治疗1次。

4.外治疗法

(1)行气消瘀膏：川芎12 g，香附10 g，柴胡、芍药、青皮、枳壳各6 g。将上述药物研细末，调拌麻油或其他辅料贴于大包、期门、章门等穴位处，可消胁下积块，适用于肝脾大者。

(2)朱代群等采用DSG-Ⅰ生物信息电脑肝病治疗仪联合自拟中药(茵陈蒿、栀子、大黄、丹参、虎杖、泽泻、垂盆草、陈皮等，白醋浸泡备用)和肝清解液湿巾，外敷照射区，将中药离子导入肝络治疗脂肪肝，取得了不错的疗效。

第四节　胁　痛

一、临床诊断

(一)症状与体征

(1)以一侧或两侧胁肋部疼痛为主要临床表现，疼痛性质可表现为胀痛、窜痛、刺痛、隐痛，多为拒按，间有喜按者。

(2)可伴见胸闷、腹胀、嗳气、呃逆、急躁易怒、口苦纳呆、厌食恶心等症。

(3)常有情志不舒，跌仆损伤，饮食不节，久病耗伤，劳倦过度，或外感湿热等病因。

(4)血常规、肝功能、胆囊造影、B超等实验室检查，有助于诊断。

（二）辅助检查

胁痛以右侧为主者，多与肝胆疾患相关。肝功能、乙肝五项、甲肝抗体、丙肝抗体、戊肝抗体、自身免疫性肝病抗体和肝脏病理等检查可以作为诊断肝炎的指标；腹部B超、CT、MRI等检查可做肝硬化，肝胆结石，急、慢性胆囊炎，脂肪肝，胆道蛔虫，肝脓肿等疾病的诊断依据。检测血中的甲胎蛋白、碱性磷酸酶及超声造影、CT、MRI增强扫描可以与肝癌相鉴别；电子胃镜、上消化道钡餐可与胃病相鉴别；血常规、腹部X线检查可与肠梗阻、肠穿孔等做鉴别诊断；胸部X线、CT等检查可与胸膜炎相鉴别。

二、病证鉴别

（一）胁痛与悬饮

胁痛发病与情志不遂、饮食不节、跌仆损伤、久病体虚有关，其病机为肝络失和，主要表现为一侧或两侧胁肋部疼痛。悬饮多因素体虚弱，时邪外袭，肺失宣通，饮停胸胁，而致络气不和，其表现为饮停胸胁，胸胁咳唾引痛，呼吸或转侧加重，患侧肋间饱满，叩诊呈浊音，或兼见发热。

（二）胁痛与胃痛

两者疼痛主要部位不同。胁痛是以一侧或两侧胁肋部疼痛为主证，可伴发热恶寒，或目黄肤黄，或胸闷太息。肝气犯胃之胃痛可有攻痛连胁，但仍以上腹中部胃脘部疼痛为主症，且常伴嘈杂反酸，嗳气吐腐。

（三）胁痛与黄疸、鼓胀、肝癌等

黄疸、鼓胀、肝癌等在病程中或早或晚均伴有一侧或两侧胁肋部疼痛。其鉴别要点在于：黄疸以身目发黄为主症；鼓胀为气、血、水互结，腹大如鼓；肝癌有胁下积块。

三、病机转化

胁痛主要由情志不舒、跌仆损伤、饮食不节，久病耗伤，劳倦过度，或外感湿热等病因，导致肝气郁结、血瘀阻络，湿热蕴结、肝失疏泄，肝阴不足、络脉失养等，最终导致胁痛发生。

（一）基本病机

肝络失和，“不通则痛”或“不荣则痛”。肝为刚脏，主疏泄，喜条达而恶抑郁，肝体属阴，体阴而用阳。若肝的疏泄功能失常，气机郁结，血脉瘀滞，或阴血不足，肝失濡润，均可导致肝络失和，产生胁痛。因肝气郁滞、瘀血停滞、湿热蕴结所致的胁痛多属实证，是为“不通则痛”；因阴血不足，由肝络失养所致的胁痛为虚证，属“不荣则痛”。

（二）病位在肝胆，与脾胃肾密切相关

肝居胁下，经脉布于两胁，胆附于肝，与肝成表里关系，其脉亦循于胁，故胁痛之病，主要责之肝胆；胃居中焦，主受纳水谷，运化水湿，若因饮食所伤，脾失健运，湿热内生，郁遏肝胆，疏泄不畅，亦可发为胁痛；肝肾同源，精血互生，若因肝肾阴虚，精亏血少，肝脉失于濡养，则胁肋隐隐作痛。

（三）病理性质有虚有实，而以实证多见

胃痛病理性质有虚有实，实者多属不通而痛，以气滞、血瘀、湿热为主，三者尤以气滞为先。虚者多属不荣而痛，如阴血亏虚，肝失所养。虚实之间可以相互转化，故临床常见虚实夹杂之证。

（四）病程有新久之分，在气在血之别

一般说来，胁痛初病在气，由肝郁气滞、气机不畅所致；气为血帅，气行则血行，故气滞日久，血行不畅，病变由气滞转为血瘀，或气滞、血瘀并见；气滞日久，易于化火伤阴；因饮食所伤，肝胆湿热所致之胁痛，日久亦可耗伤阴津，皆可致肝阴耗伤，脉络失养，而转为虚证或虚实夹杂证。外邪、饮食、情志所致，以气机郁滞为主，病位较浅，多在气分；日久由经入络，气郁血瘀，病位较深，多为气血同病。

（五）病延日久，变证衍生

胁痛病延日久，可衍生变证，如气血壅结，肝体失和，腹内结块，形成积聚；如湿热壅滞，肝失疏泄，胆汁泛滥，则发生黄疸；肝脾肾失调，气血水互结，酿生鼓胀。胁痛日久，痰瘀互结，阻于肝络，或酿毒生变，转为肝癌。

四、辨证论治

（一）辨证思路

1.辨气血

一般来说，胁痛在气，以胀痛为主，且痛无定处，游走不定，时轻时重，症状的轻重每与情绪变化有关；胁痛在血，以刺痛为主，且痛处固定不移，疼痛持续不已，局部拒按，入夜尤甚，或胁下有积块。

2.辨虚实

实证多由肝郁气滞，瘀血阻络，外感湿热之邪所致，起病急，病程短，疼痛剧烈而拒按，脉实有力；虚证多属肝阴不足，由络脉失养所引起，常因劳累而诱发，起病缓，病程长，疼痛隐隐，绵绵不休而喜按，脉虚无力。

3.辨表里

外感胁痛是由湿热外邪侵袭肝胆，肝胆失于疏泄条达而致，伴有寒、热表证，且起病急骤，同时可出现恶心呕吐，目睛发黄，苔黄腻等肝胆湿热症状；内伤胁痛则由肝郁气滞，瘀血内阻，或肝阴不足所引起，不伴恶寒、发热等表证，且起病缓慢，病程较长。

4.辨脏腑

胁痛病位主要在肝胆，但与脾、胃、肾密切相关，辨证时要注意辨别病变脏腑的不同。如肝郁气滞证多发病与情志因素有关，胁痛以胀痛为主，痛无定处，心烦易怒、胸闷腹胀、嗳气频作，属于肝脏病；肝胆湿热证口干口苦，胸闷纳呆，或兼有身热恶寒，身目发黄，为肝胆脏腑同病；若肝胃不和症见胸脘痞闷，恶心呕吐，胁痛隐隐，为肝胃同病。

（二）治疗原则

胁痛的治疗原则当基于肝络失和的基本病机，根据"不通则痛""不荣则痛"的理论，以疏肝活络止痛为基本治则，结合肝胆的生理特点，灵活应用。实证宜理气、活血通络、清热祛湿，通则不痛；虚证宜补中寓通，滋阴、养血、柔肝，荣则不痛。

（三）分证论治

1.肝郁气滞

（1）症状：胁肋胀痛，走窜不定，甚则连及胸肩背臂，疼痛每因情志变化而增减，胸闷，善太息，得嗳气则舒，纳食减少，脘腹胀满，舌苔薄白，脉弦。

（2）证候分析：肝失条达，气机不畅，阻于胁络，肝气横逆，犯及脾胃。

（3）治法：疏肝解郁，理气止痛。

（4）代表方药：柴胡疏肝散加减。方中柴胡疏肝解郁，香附、枳壳、陈皮理气除胀，川芎活血行气通络，白芍、甘草缓急止痛，全方共奏疏肝理气止痛之功。

（5）加减：若为气滞及血，胁痛重者，酌加郁金、川楝子、延胡索、青皮以增强理气活血止痛之功；若兼见心烦急躁，口干口苦，尿黄便干，舌红苔黄，脉弦数等气郁化火之象，酌加栀子、黄芩、胆草等清肝之品；若伴胁痛，肠鸣，腹泻者，为肝气横逆，脾失健运之证，酌加白术、茯苓、泽泻、薏苡仁以健脾止泻；若伴有恶心呕吐，是为肝胃不和，胃失和降，酌加半夏、陈皮、藿香、生姜等以和胃降逆止呕。

2.肝胆湿热

（1）症状：胁肋胀痛，触痛明显而拒按，或引及肩背，伴有脘闷纳呆，恶心呕吐，厌食油腻，口干口苦，腹胀尿少，或兼有身热恶寒，或有黄疸，舌苔黄腻，脉弦滑。

(2)证候分析:外湿或内热蕴积肝胆,肝络失和,胆失疏泄。

(3)治法:疏肝利胆,清热利湿。

(4)代表方药:龙胆泻肝汤加减。方中龙胆草、栀子、黄芩清肝泻火,柴胡疏肝理气,木通、泽泻、车前子清热利湿,生地黄、当归养血清热益肝。

(5)加减:可酌加郁金、半夏、青皮、川楝子以疏肝和胃,理气止痛。若便秘,腹胀满者为热重于湿,肠中津液耗伤,可加大黄、芒硝以泻热通便存阴。若白睛发黄,尿黄,发热口渴者,可加茵陈、黄檗、金钱草以清热除湿,利胆退黄。久延不愈者,可加三棱、莪术、丹参、当归尾等活血化瘀。对于湿热蕴结的胁痛,祛邪务必要早,除邪务尽,以防湿热胶固,酿成热毒,导致治疗的困难。

3.瘀血阻络

(1)症状:胁肋刺痛,痛处固定而拒按,疼痛持续不已,入夜尤甚,或胁下有积块,或面色晦暗,舌质紫黯,脉沉弦。

(2)证候分析:肝郁日久,气滞血瘀,或阴伤血滞,脉络瘀阻。

(3)治法:活血化瘀,通络止痛。

(4)代表方药:血府逐瘀汤加减。方用桃仁、红花、当归、生地黄、川芎、赤芍等活血化瘀而养血,柴胡行气疏肝,桔梗开肺气,枳壳行气宽中,牛膝通利血脉,引血下行。

(5)加减:若瘀血严重,有明显外伤史者,应以逐瘀为主,方选复元活血汤。方以大黄、桃仁、红花、穿山甲活血祛瘀,散结止痛,当归养血祛瘀,柴胡疏肝理气,天花粉消肿化痰,甘草缓急止痛,调和诸药。还可加三七粉另服,以助祛瘀生新之效。

4.胆腑郁热

(1)症状:右胁灼热疼痛,口苦咽干,面红目赤,大便秘结,小便短赤,心烦、失眠易怒,舌红,苔黄厚而干,脉弦数。

(2)证候分析:因饮食偏嗜,忧思暴怒,外感湿热,虚损劳倦,胆石等原因导致胆腑气机郁滞,或郁而化火,胆液失于通降。此型胆胀多见。

(3)治法:清泻肝胆,解郁通腑。

(4)代表方药:清胆汤加减。方中栀子、黄连、柴胡、白芍、蒲公英、金钱草、瓜蒌清泻肝火,郁金、延胡索、川楝子理气解郁止痛,大黄利胆通腑泄热。

(5)加减:心烦失眠者,加丹参、炒枣仁;黄疸加茵陈、枳壳;口渴喜饮者,加天花粉、麦冬;恶心呕吐者,加半夏、竹茹。方中金钱草用量宜大,可用 30～60 g。

5.肝络失养

(1)症状:胁肋隐痛,绵绵不已,遇劳加重,口干咽燥,两目干涩,心中烦热,头晕目眩,舌红少苔,脉弦细数。

(2)证候分析:肝郁日久化热,或湿热久蕴伤阴,或病久体虚阴亏,导致精血亏损,肝络失养。

(3)治法:养阴柔肝,理气止痛。

(4)代表方药:一贯煎加减。方中生地黄、枸杞子滋养肝肾,沙参、麦冬、当归滋阴养血柔肝,川楝子疏肝理气止痛。

(5)加减:若阴亏过甚,舌红而干,可酌加石斛、玄参、天冬;两目干涩,视物昏花,可加决明子、女贞子;头晕目眩甚者,可加钩藤、天麻、菊花;若心中烦热,口苦甚者,可加炒栀子、丹参。

(四)其他疗法

1.单方验方

(1)鸡内金、郁金、金钱草、海金沙各 30 g,水煎服,每天 1 付,用于肝胆湿热、砂石阻于胆道者。

(2)玫瑰花、代代花、茉莉花、川芎、荷叶各等份,开水冲服,用于肝气郁滞者。

(3)蒲公英 30 g,茵陈 30 g,红枣 6 枚,水煎服,每天 1 付,用于肝胆湿热者。

(4)威灵仙 30 g,水煎服,每天 1 付,用于肝气郁滞者。

(5)金钱草 15 g,鸡内金 15 g,茵陈 15 g,水煎服,每天 1 付,用于肝胆湿热者。

(6)川芎 15 g,香附 10 g,枳壳 15 g,水煎服,每天 1 付,用于气滞血瘀者。

(7)川楝子 10 g,郁金 12 g,山楂 30 g,水煎服,每天 1 付,用于肝气郁滞者。

(8)白茅根 30 g,黑木耳 10 g,竹叶 6 g,水煎服,每天 1 付,用于热盛伤阴之实证。

(9)百合 30 g,枸杞子 15 g,水煎服,每天 1 付,用于阴虚胁痛。

(10)三七粉 3 g,每天 1 付,开水送服,孕妇忌服。用于血瘀胁痛。

2.中成药疗法

(1)龙胆泻肝丸。

功用主治:清肝胆,利湿热。用于肝胆湿热,胁痛口苦,头晕目赤,耳鸣耳聋,耳肿疼痛,尿赤涩痛,湿热带下。

用法用量:口服,每次 3～6 g,每天 2 次。

(2)红花逍遥片。

功用主治:疏肝,理气,活血。用于肝气不舒,胸胁胀痛,月经不调,头晕目眩,食欲减退等症。

用法用量:口服,每次2～4片,每天3次。

(3)肝舒片。

功用主治:清利湿热。用于急性病毒性肝炎、慢性活动性肝炎属湿热证者。

用法用量:口服,每次5片,每天3次,小儿酌减。

(4)元胡止痛颗粒。

功用主治:理气,活血,止痛。用于行经腹痛,胃痛,胁痛,头痛。

用法用量:口服,每次4～6片,每天3次。

(5)当飞利肝宁胶囊。

功用主治:清利湿热,益肝退黄。用于湿热郁蒸而致的黄疸,急性黄疸型肝炎,传染性肝炎,慢性肝炎而见湿热证候者。

用法用量:口服,每次4粒,每天3次或遵医嘱。

(6)胆宁片。

功用主治:疏肝利胆,清热通下。用于肝郁气滞、湿热未清所致的右上腹隐隐作痛、食入作胀、胃纳不香、嗳气、便秘;慢性胆囊炎见上述证候者。

用法用量:口服,每次5片,每天3次,饭后服用。

(7)六味地黄丸。

功用主治:滋阴补肾。用于肾阴亏损,头晕耳鸣,腰膝酸软,骨蒸潮热,盗汗遗精。

用法用量:口服,每次1丸,每天2次。

(8)鸡骨草丸。

功用主治:清肝利胆,清热解毒,消炎止痛。用于急性黄疸型病毒性肝炎、慢性活动性肝炎、慢性迁延性肝炎。

用法用量:口服,每次4粒,每天3次。

(9)清肝利胆口服液。

功用主治:清利肝胆湿热。主治纳呆、胁痛、疲倦乏力、尿黄、苔腻、脉弦肝郁气滞、肝胆湿热未清等症。

用法用量:口服,每次20～30 mL,每天2次,10天为1个疗程。

(10)消炎利胆片。

功用主治:清热,祛湿,利胆。用于肝胆湿热引起的口苦,胁痛;急性胆囊炎,胆管炎。

用法用量：口服，每次 2 片，每天 3 次。

(11)胆舒胶囊

功用主治：疏肝解郁，利胆融石。主要用于慢性结石性胆囊炎、慢性胆囊炎及胆石症。

用法用量：口服，每次 1～2 粒，每天 3 次。

3.针灸疗法

(1)体针：以取足厥阴肝经、足少阳胆经、足阳明胃经为主。处方：主穴，期门、支沟、阳陵泉、足三里。配穴：肝郁气滞者，加行间、太冲；血瘀阻络者，加膈俞、血海；湿热蕴结者，加中脘、三阴交；肝阴不足者，加肝俞、肾俞。

操作：毫针刺，实证用泻法，虚证用补法。

(2)耳针：取穴肝、胆、胸、神门，毫针中等强度刺激，也可用王不留行籽贴压。

(3)皮肤针：用皮肤针叩打胸胁痛处，加拔火罐。

(4)穴位注射：取大椎、肝俞、脾俞、心俞、胃俞、肝炎穴、胆囊穴，每次选 2 穴，用丹参或当归注射液，每穴注射药液 1 mL，每天 1 次，15 次为 1 个疗程。

4.外治疗法

(1)穴位贴敷：①用中药穴位敷贴透皮制剂"肝舒贴"(主要由黄芪、莪术、穿山甲等药物组成)通过穴位给药，可治疗胁肋疼痛。②取大黄、黄连、黄芩、黄檗各等份，研为细末，用纱布包扎，外敷胆囊区，每次 4～6 小时。③取琥珀末或吴茱萸 1.5 g，盐少许，炒热后，热敷疼痛部位，药包冷则更换，每天 2 次，每次 30 分钟；或以疼痛缓解为度。

(2)推拿疗法。①背俞穴综合手法：首先在背俞穴上寻找压痛敏感点，找到后即以此为输行指揉法，得气为度。反复寻找，治疗2～3 遍，如遇有结节或条索状阳性反应物，可在此施以弹拨法、捋顺法、散法，手法轻重以患者能耐受为度，如无压痛敏感点及阳性反应物，则在胆俞穴上施术。②胆囊区掌揉法：以右掌根置于患者右肋下，行掌揉法，顺逆时针均可，轻重以病位得气，患者感觉舒适为度，行 10～15 分钟。③摩腹：多采用大摩腹泻法，或视虚实言补泻，但第 1 次治疗宜只泻不补，10 分钟后或至肠蠕动加快。④胆囊穴点按法：点按双侧胆囊穴、足三里、内关，得气为度。⑤辨证加减。肝郁气滞：循胁合推两胁，点膻中；揉章门、期门。瘀血阻络：揉肝俞、胆俞；点血海、足三里、三阴交。肝阴不足：一指禅推中脘、天枢；揉脾俞、胃俞、足三里。肝胆湿热：点足三里、条口、丰隆。

第五节 积 聚

一、临床诊断

(一)疾病诊断

(1)腹腔内有可扪及的包块。

(2)常有腹部胀闷或疼痛不适等症状。

(3)常有情志失调、饮食不节、感受寒邪或黄疸、虫毒等病史。

(4)腹部X线、B超、CT、MBI、病理组织活检及有关血液检查有助于明确相关疾病的诊断。

(二)病类诊断

1.积证

积属有形,结块固定不移,痛无定处,病在血分,是为脏病。

2.聚证

聚属无形,包块聚散无常,痛有定处,病在气分,是为腑病。

(三)病期诊断

1.初期

正气未至大虚,邪气虽实而不甚。表现为积块较小,质地较软,虽有胀痛不适,但一般情况尚较好。

2.中期

正气渐衰而邪气渐甚,表现为积块增大,质地较硬,持续疼痛,舌质紫黯或有瘀点、瘀斑,并伴有饮食日少,倦怠乏力,面色渐黯,形体逐渐消瘦等。

3.末期

正气大虚,而邪气实甚,表现为积块较大,质地坚硬,疼痛剧烈,舌质青紫或淡紫,有瘀点、瘀斑,并有饮食大减,神疲乏力,面色萎黄或黧黑,明显消瘦等衰弱表现。

二、病证鉴别

(一)积聚与痞满

痞满是指脘腹部痞塞胀满,系自觉症状,而无块状物可扪及。积聚则是腹内结块,或痛或胀,不仅有自觉症状,而且有结块可扪及。

(二)症积与瘕聚

症就是积,症积指腹内结块有形可征,固定不移,痛有定处,病属血分,多为脏病,形成的时间较长,病情一般较重;瘕聚是指腹内结块聚散无常,痛无定处,病在气分,多为腑病,病史较短,病情一般较轻。

三、病机转化

积聚病的病位在于肝脾。因肝主疏泄,司藏血;脾主运化,司统血。其发生主要关系到肝、脾、胃、肠等脏腑。因情志、饮食、寒湿、病后等,引起肝气不畅,脾运失职,肝脾失调,气血涩滞,壅塞不通,形成腹内结块,导致积聚。积聚的形成,总与正气亏虚有关。聚证病性多属实证,病程较短,预后良好。少数聚证日久不愈,可以由气入血转化成积证。积证初起,病理性质多实,日久病势较深,正气耗伤,可转为虚实夹杂之证。病至后期,气血衰少,身体羸弱,则以正虚为主。病机主要是气机阻滞,瘀血内结。病理因素虽有寒邪、湿热、痰浊、食滞、虫积等,但主要是气滞血瘀。聚证以气滞为多,积证以血瘀为主(图 5-2)。

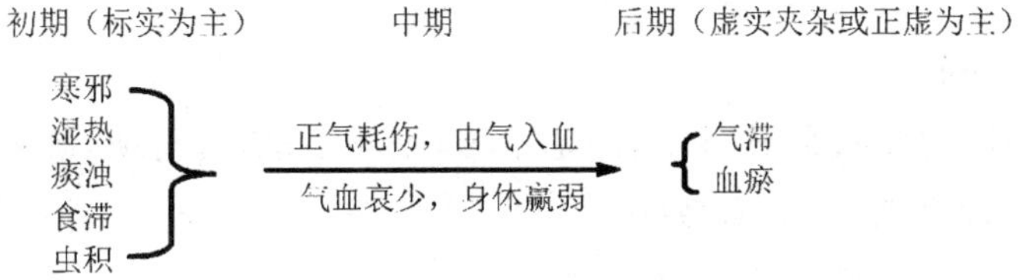

图 5-2　积聚病机转化

四、辨证论治

(一)治则治法

1.区分不同阶段,掌握攻补分寸

积证可根据病程、临床表现,分作初期、中期、末期三个阶段。初期属邪实,积块不大,软而不坚,正气尚未大虚,应予消散,治宜以行气活血、软坚消积为主;中期邪实正虚,积块渐大,质渐坚硬,正气渐伤,邪盛正虚,治宜消补兼施;后期以正虚为主,积块坚硬,形瘦神疲,正气伤残,应予养正除积,治宜扶正培本为主,酌加理气、化瘀、消积之品,切勿攻伐太过。

2.聚证重调气,积证重活血

聚证病在气分,以疏肝理气、行气消聚为基本治则,重在调气;积证病在血分,以活血化瘀、软坚散结为基本治则,重在活血。

(二)分证论治

积聚的辨证必须根据病史长短、邪正盛衰以及伴随症状,辨其虚实之主次。

聚证多实证。积证初起，正气未虚，以邪实为主；中期，积块较硬，正气渐伤，邪实正虚；后期日久，瘀结不去，则以正虚为主。

1.肝气郁结证

(1)症状：腹中结块柔软，时聚时散，攻窜胀痛，脘胁胀闷不适，苔薄，脉弦等。

(2)治法：疏肝解郁，行气散结。

(3)方药：逍遥散、木香顺气散加减。

(4)常用药：柴胡、当归、白芍、甘草、生姜、薄荷、香附、青皮、枳壳、郁金、台乌药。

2.食滞痰阻证

(1)症状：腹胀或痛，腹部时有条索状物聚起，按之胀痛更甚，便秘，纳呆，舌苔腻，脉弦滑等。

(2)治法：理气化痰，导滞散结。

(3)方药：六磨汤加减。

(4)常用药：大黄、槟榔、枳实、沉香、木香、乌药。

3.气滞血阻证

(1)症状：腹部积块质软不坚，固定不移，胀痛不适，舌苔薄，脉弦等。

(2)治法：理气消积，活血散瘀。

(3)方药：柴胡疏肝散合失笑散加减。

(4)常用药：柴胡、青皮、川楝子、丹参、延胡索、蒲黄、五灵脂。

4.瘀血内结证

(1)症状：腹部积块明显，质地较硬，固定不移，隐痛或刺痛，形体消瘦，纳谷减少，面色晦暗黧黑，面颈胸臂或有血痣赤缕。女子可见月事不下，舌质紫或有瘀斑、瘀点，脉细涩等。

(2)治法：祛瘀软坚，佐以扶正健脾。

(3)方药：膈下逐瘀汤合六君子汤加减。

(4)常用药：当归、川芎、桃仁、三棱、莪术、香附、乌药、陈皮、人参、白术、黄精、甘草。

5.正虚瘀结证

(1)症状：久病体弱，积块坚硬，隐痛或剧痛，饮食大减，肌肉瘦削，神倦乏力，面色萎黄或黧黑，甚则面肢水肿，舌质淡紫，或光剥无苔，脉细数或弦细。

(2)治法：补益气血，活血化瘀。

(3)方药：八珍汤合化积丸加减。

(4)常用药：人参、白术、茯苓、甘草、当归、白芍、地黄、川芎、三棱、莪术、阿魏、瓦楞子、五灵脂、香附、槟榔。

(三)临证备要

临床上治疗癥积，应重视其邪正兼夹的特点，癥积按初、中、末三个阶段，可分为气滞血阻、瘀血内结、正虚瘀结三个证候，但在临床中，往往可兼有寒、湿、热、痰等病理表现。其中，兼郁热、湿热者较为多见。正气亏虚亦有偏于阴虚、血虚、气虚和阳虚的不同。临证应根据邪气兼夹与阴阳气血亏虚的差异，相应调整治法方药。

积聚治疗上始终要注意顾护正气，攻伐药物不可过用，《素问·六元正纪大论》说："大积大聚，其可犯也，衰其大半而止。"聚证以实证居多，但如反复发作，脾气易损，应适当予以培脾运中。积证系日积月累而成，其消亦缓，切不可急功近利。如过用、久用攻伐之品，易于损正伤胃；过用香燥理气之品，则易耗气伤阴蕴热，加重病情。《医宗必读·积聚》提出"屡攻屡补，以平为期"的原则，颇有深意。

(四)其他疗法

1.中成药疗法

(1)鳖甲煎丸：消痞化积、活血化瘀、疏肝解郁。适用于积聚之血瘀肝郁证。

(2)大黄䗪虫丸：活血破瘀、通经消癥。适用于瘀血内停所致的癥瘕。

(3)养正消积胶囊：健脾益肾、化瘀解毒。适用于脾肾两虚瘀毒内阻型原发性肝癌。

2.单方验方

(1)肿节风 15 g，水煎服。可用于脘腹部、右上腹及下腹部的多种肿瘤。

(2)藤梨根、生薏苡仁、连苗荸荠各 30 g，每天 1 剂，水煎服；或龙葵、黄毛耳草各 15 g，白花蛇舌草、蜀羊泉各 30 g，每天 1 剂，水煎分3 次服；或浙江三根汤：藤梨根、水杨梅根、虎杖根各 30 g，水煎服。用于脘腹积块(胃癌)。

(3)三棱、莪术各 15 g，水煎服；或三白草、大蓟、地骨皮各 30 g，水煎服；或双半煎：半边莲、半枝莲、薏苡仁、天胡荽各 20 g，水煎服。可用于右上腹积块(肝癌)。

(4)苦参、生熟薏苡仁、煅牡蛎、土茯苓、紫参、生地黄、地榆，各30 g，水煎服；或白花蛇舌草、菝葜、垂盆草、土茯苓各 30 g，水煎服；或蒲公英、半枝莲各 24 g，白花蛇舌草、金银花藤、野葡萄根各 30 g，露蜂房9 g，蜈蚣 2 条，水煎服。另用牛黄醒消丸，每次服 1.5 g，每天 2 次。可用于下腹之积块(肠癌)。

第六章 常见疾病的康复治疗

第一节 脑卒中的康复治疗

脑卒中是脑中风的学名，是一种突然起病的脑血液循环障碍性疾病，又叫脑血管意外。其中缺血性脑卒中又称为脑梗死，包括脑血栓形成、脑栓塞和腔隙性脑梗死等。出血性脑卒中包括脑出血和蛛网膜下腔出血。

由于脑损害的部位、范围和性质不同，脑卒中发病后的表现不尽相同，多见一侧上下肢瘫痪无力，肌肤不仁，口眼㖞斜，时流口水，面色萎黄，舌强语謇。久之，则肢体逐渐痉挛僵硬，拘急不张，甚则肢体出现失用性强直、挛缩，进而导致肢体畸形和功能丧失等。可分为运动功能障碍、感觉功能障碍、言语功能障碍、认知障碍、心理障碍以及各种并发症，其中运动功能障碍以偏瘫最为常见。

传统医学认为本病的发生，主要因素在于患者平素气血亏虚，心、肝、肾三脏阴阳失调，兼之忧思恼怒，或饮酒饱食，或房室劳累，或外邪侵袭等因素，以致气血运行受阻，经脉痹阻，失于濡养；或阴亏于下，肝阳暴涨，阳化风动，血随气逆，夹痰夹火，横窜经络，蒙蔽清窍而猝然仆倒，半身不遂。

传统康复疗法主要以针灸、推拿、中药和传统运动疗法等为手段，从而减轻结构功能缺损（残损）程度，在促进患者的整体康复方面发挥重要作用。

一、康复评定

（一）现代康复评定方法

1.整体评定内容

（1）全身状态的评定：包括患者的全身状态、年龄、并发症、主要脏器的功能状态和既往史等。

(2)功能状态的评定:包括意识、智能、言语障碍、神经损害程度及肢体伤残程度等。

(3)心理状态的评定:包括抑郁症、焦虑状态和患者个性等。

(4)患者本身素质及所处环境条件的评定:包括患者爱好、职业、所受教育、经济条件、家庭环境及患者与家属的关系等。

(5)其他:对其丧失功能的自然恢复情况进行预测。

2.具体康复评定

脑卒中康复评定是脑卒中康复的重要内容和前提,它对康复治疗目标和康复治疗效果起着决定作用,且有利于评估其预后。原则上,在脑卒中早期就应进行评定,之后应定期评定。康复评定涉及的内容包括有脑损害严重程度、脑卒中的功能障碍、言语功能、认知障碍、感觉、心理、步态分析、日常生活活动能力等评定。

(二)传统康复辨证

1.病因病机

中医认为本病的发生多因肝肾阴虚,肝阳偏亢,肝风内动为其根本,当风阳暴涨之际,夹气、血、痰、火,上升于巅,闭塞清窍,以致猝然昏迷,横窜经络,气血瘀阻,形成脑卒中。

2.辨证分型

临床上常将本病分为中脏腑与中经络两大类。中脏腑者,病位较深,病情较重,主要表现为神志不清,半身不遂,并且常有先兆及后遗症状出现。中经络者,病位较浅,病情较轻,一般无神志改变,仅表现为口眼㖞斜,语言不利,半身不遂。具体证型如下。

(1)风痰入络:肌肤不仁,手足麻木,突然发生口眼㖞斜,语言不利,口角流涎,舌强语謇,甚则半身不遂,或兼见手足拘挛,关节酸痛等症,舌苔薄白,脉浮数。

(2)阴虚风动:平素头晕耳鸣,腰酸,突然发生口眼㖞斜,言语不利,甚或半身不遂,舌红苔腻,脉弦细数。

(3)气虚血瘀:半身不遂,肢软无力,或见肢体麻木,患侧手足水肿,语言謇涩,口眼㖞斜,面色萎黄,或黯淡无华,舌色淡紫,瘀斑瘀点,苔白,脉细涩无力。

(4)风阳上扰:平素头晕头痛,耳鸣目眩,突然发生口眼㖞斜,舌强语謇,或手足重滞,甚则半身不遂等症,舌红苔黄,脉弦。

二、康复策略

(一)目标

脑卒中康复目标是采用一切有效的措施预防脑卒中后可能发生的残疾和并发症(如压疮、泌尿道感染、深静脉血栓形成等),改善受损的功能(如运动、语言、感觉、认知等),提高患者的日常活动能力和适应社会生活的能力。

(二)治疗原则

(1)只要患者神志清楚,生命体征平稳,病情不再发展,48 小时后即可进行康复治疗。

(2)康复治疗注意循序渐进,需脑卒中患者的主动参与及家属的配合,并与日常生活和健康教育相结合。

(3)采用综合康复治疗,包括物理因子治疗、运动治疗、作业治疗、言语治疗、心理治疗、传统康复治疗和康复工程等。

(4)康复与治疗并进。脑卒中的特点是障碍与疾病共存,故康复应与治疗同时进行,并给予全面的监护与治疗。

(5)重建正常运动模式。在急性期,康复运动主要是抑制异常的原始反射活动(如良好姿位摆放等),重建正常运动模式;其次才是加强肌力的训练。脑卒中康复是一个改变"质"的训练,旨在建立患者的主动运动,保护患者,防止并发症的发生。

(6)重视心理因素。严密观察脑卒中患者有无抑郁、焦虑情绪,它们会严重影响康复治疗的进行和效果。

(7)预防复发,即做好二级预防工作,控制危险因素。

(8)根据患者功能障碍的具体情况,采取合理的药物治疗和必要的手术治疗。

(9)坚持不懈,康复是一个持续的过程,重视社区及家庭康复。

偏瘫恢复的不同阶段治疗方法不同。软瘫时以提高患侧肌张力、促进随意运动产生为主要治疗原则;痉挛时要注意降低肌张力,而在本阶段不恰当的针刺治疗易引起肌张力增高,故应特别注意。

三、针灸治疗

脑卒中的传统康复疗法包括针灸、推拿、中药内服、中药熏洗和气功疗法等,既可单独使用,也可联合应用。多种康复疗法的综合应用,可以优势互补、提高疗效。药物与针灸结合是最常用的康复疗法,体针和头针结合也得到了普遍认可。推拿疗法在改善痉挛状态方面有独特的优势。在康复过程中应特别重视针灸对肌张力的影响。故传统康复技术与现代康复技术的配合应用，可提高脑卒中康复治疗的有效率。

以疏通经络、调畅气血、醒脑开窍为原则，可选用体针或头皮针法。

(一)体针法

(1)对中风脑出血闭证，以取督脉、十二井穴为主，用毫针泻法及三棱针点刺井穴出血。口眼㖞斜者，初起单取患侧，久病取双侧，先针后灸，选地仓、颊车、合谷、内庭、承泣、阳白、攒竹等穴。半身不遂者初病可单刺患侧，久病则刺灸双侧，初病宜泻，久病宜补，选肩髃、曲池、合谷、外关、环跳、阳陵泉和足三里。

(2)阳闭痰热盛者选穴：水沟、十二井、风池、劳宫、太冲、丰隆，十二井穴点刺放血，其他穴针用泻法，不留针。

(3)阴闭痰涎壅盛者选穴：丰隆、内关、三阴交、水沟，针用泻法，每天1次，留针10分钟。

(4)中风，并发高热、血压较高者选穴：十宣、大椎、曲池。十宣点刺放血，其他穴针用泻法，每天1次，不留针。

(5)血压较高者选穴：曲池、三阴交、太冲、风池、足三里、百会，针用泻法，每天1次，留针10～20分钟。

(6)语言不利选穴：哑门、廉泉、通里、照海，强刺激，每天1次，不留针。

(7)口眼㖞斜者选穴：翳风、地仓、颊车、合谷、牵正、攒竹、太冲、颧髎，强刺激，每天1次，留针20～30分钟。

(8)石氏醒脑开窍法。

主穴：双侧内关、人中、患侧三阴交。

副穴：患肢极泉、尺泽、委中。

配穴：根据合并症的不同，配以不同的穴位。吞咽障碍配双侧风池、翳风、完骨；眩晕配天柱等。

操作。①主穴：先针刺内关，直刺0.5～1寸，采用提插捻转结合的手法，施手法1分钟，继刺人中，向鼻中隔方向斜刺0.3～0.5寸，采用雀啄手法，以流泪或眼球湿润为度，再刺三阴交，沿胫前内侧缘与皮肤呈45°角斜刺，进针0.5～1寸，采用提插针法。针感传到足趾，下肢出现不能自控的运动，以患肢抽动三次为度。②副穴：极泉穴，原穴沿经下移2寸的心经上取穴，避开腋毛，术者用手固定患侧肘关节，使其外展，直刺0.5～0.8寸，用提插泻法，患者有麻胀并抽动的感觉，以患肢抽动3次为度。尺泽穴取法应屈肘，术者用手托住患侧腕关节，直刺

0.5～0.8 寸，行提插泻法，针感从肘关节传到手指或手动外旋，以手动 3 次为度。委中穴，仰卧位抬起患侧下肢取穴，医师用左手握住患者踝关节，医者肘部顶住患肢膝关节，刺入穴位后，针尖向外 15°，进针 1.0～1.5 寸，用提插泻法，以下肢抽动 3 次为度。印堂穴向鼻根方向进针 0.5 寸，同样用雀啄泻法，最好能达到两眼流泪或湿润，但不强求；后用 3 寸毫针上星透百会，高频率（>120 转/分）捻针，有明显酸胀感时留针；双内关穴同时用捻转泻法行针 1 分钟。每周三次。

治疗时可结合偏瘫不同时期的特点采用不同的治疗方法。如偏瘫 Brunnstrom 运动功能恢复分期，在出现联合反应之前，采用巨刺法，即针刺健侧；出现联合反应但尚无自主运动时，采用针刺双侧的方法；当患肢出现自主运动之后，则采用针刺患侧。巨刺法可促进联合反应和自主运动的出现。但有些脑卒中患者病变范围较广，巨刺法虽可诱发出联合反应，然而促使其出现明显的自主运动仍然比较困难。

(二)头皮针法

选择焦氏头针，按临床体征选择瘫痪对侧的刺激区。运动功能障碍选运动区，感觉障碍选感觉区，下肢感觉运动功能障碍选用足运感区，肌张力障碍选舞蹈震颤控制区，运动性失语选言语一区，命名性失语选言语二区，感觉性失语选言语三区，完全性失语取言语一至三区，失用症选运用区，小脑性平衡障碍选平衡区。

操作方法：消毒，针与头皮呈 30°斜刺，快速刺入头皮下推进至帽状腱膜下层，待指下感到不松不紧而有吸针感时，可行持续快速捻转 2～3 分钟，留针 30 分钟或数小时，期间捻转 2～3 次。行针及留针时嘱患者活动患侧肢体（重症患者可做被动活动）有助于提高疗效。急性期每天1 次，10 次为 1 个疗程，恢复期和后遗症期每天或隔天 1 次，5～7 次为 1 个疗程，中间休息 5～7 天再进行下 1 个疗程。

不管是体针还是头针治疗，均可加用电针以提高疗效，但须注意选择电针参数。一般软瘫可选断续波，以电流刺激后可见肌肉出现规律性收缩为度。痉挛期选密波，电流强度以患者耐受且肢体有细微颤动为度。通电时间以面部 10～20 分钟，其他部位 20～30 分钟为宜。灸法、皮肤针法、拔罐疗法等也可用于偏瘫治疗，但临床上应用相对较少。

四、注意事项

(1)推拿操作时力量应由轻到重，强度过大或时间过长的手法有加重肌肉萎缩的危险。在软瘫期，做肩关节活动时，活动幅度不宜过大，手法应柔和，以免发生肩关节半脱位。对于肌张力高的肢体切忌强拉硬扳，以免引起损伤、骨折或骨化性肌炎。

(2)针刺治疗包括电针时，应注意观察患者肌张力的变化。如果发现肌痉挛加重，应调整治疗方法或停止针刺。对于体质瘦弱者，针刺手法不宜过强。针刺眼区、项部的风府等穴及脊柱部的腧穴，要掌握一定的角度，不宜大幅度地提插、捻转和长时间留针，以免伤及重要组织器官；胸胁腰背部腧穴，不宜深刺、直刺。电针时电流调节应逐渐从小到大，不可突然增强，以免造成弯针、折针、晕针等情况。应避免电针电流回路经过心脏。安装心脏起搏器者禁用电针。

(3)灸法操作时应防止因感觉障碍而造成皮肤的烧烫伤。

第二节　脑性瘫痪的康复治疗

脑性瘫痪，是自受孕开始至婴儿期非进行性脑损伤和发育缺陷所导致的综合征，主要表现为运动障碍及姿势异常，是小儿时期常见的中枢神经障碍综合征。现代医学认为本病的病因是多种因素造成的，而其中早产、窒息、核黄疸是本病的三大原因。

脑性瘫痪的主要功能障碍可表现为以下几方面。①运动功能障碍：可出现痉挛、共济失调、手足徐动、帕金森病、肌张力降低等。②言语功能障碍：可表现为口齿不清，语速及节律不协调，说话时不恰当地停顿等。③智力功能障碍：可表现为智力低下。④其他功能障碍：包括发育障碍、精神障碍、心理障碍、听力障碍等。

本病在传统医学中属于“五迟”“五软”“五硬”和“痿证”的范畴。五迟是指立迟、行迟、发迟、齿迟、语迟；五软是指头颈软、口软、手软、脚软、肌肉软；五硬是指头颈硬、口硬、手硬、脚硬、肌肉硬。现代康复临床上按运动功能障碍的特点一般将本病分为痉挛型、不随意运动型、强直型、共济失调型、肌张力低下型和混合型。按瘫痪部位可将本病分为单瘫、双瘫、偏瘫、三肢瘫和四肢瘫。

一、康复评定

(一)现代康复评定方法

(1)粗大运动功能评定:常采用 GMFM 量表。

(2)肌张力评定:包括静止性肌张力测定(包括肌肉形态、硬度、关节伸展度等)、姿势性肌张力测定、运动性肌张力测定。

(3)肌力评定:多用徒手肌力检查法。

(4)关节活动度评定。

(5)智能评定:包括智力测验(常用韦氏幼儿智力量表、韦氏儿童智力量表、盖塞尔发育量表等)、适应行为测验。

(6)反射发育评定:包括原始反射、病理反射、平衡反射等。

(7)姿势与运动发育评定。

(8)日常生活能力评定。

(9)其他评定:包括一般状况评定、精神评定、感知评定、认知能力评定、心理评定、言语评定、听力评定、步态分析等。

(二)传统康复辨证

1.病因病机

主要有 3 个方面:一是先天不足,多因父母精血亏虚、气血不足或者近亲通婚,导致胎儿先天禀赋不足、精血亏虚,不能濡养脑髓;母体在孕期营养匮乏、惊吓或是抑郁悲伤,扰动胎儿,以致胎儿发育不良;先天责之于肝肾不足,胎元失养,致筋骨失养,肌肉萎缩,日久颓废。二是后天失养,多因小儿出生,禀气怯弱,由于护理不当致生大病,伤及脑髓,累及四肢;后天责之于脾,久病伤脾,痰浊内生,筋骨肌肉失于濡养,日渐颓废。脑髓失养,而致空虚。三是其他因素,多为产程中损伤脑髓,或因脑部外伤、瘀血内阻、邪毒侵袭、高热久病、正虚邪盛,营血耗伤,伤及脑髓而致。

2.四诊辨证

通过四诊,临床一般将本病分为以下 3 型。

(1)肝肾不足型:发育迟缓,智力低下,五迟,面色无华,神志不清,精神呆滞,常伴有龟背、鸡胸、病久则肌肉萎缩,动作无力,舌淡苔薄,指纹色淡。

(2)瘀血阻络型:精神呆滞,神志不清,四肢、颈项及腰背部肌肉僵硬,活动不灵活、不协调,舌淡有瘀斑瘀点,苔腻,脉滑。

(3)脾虚气弱型:面色无华,形体消瘦,五软,智力低下,神疲乏力,肌肉萎缩,舌淡，脉细弱。

二、康复策略

为促进患儿正常的运动发育，抑制异常运动模式和姿势，最大限度地恢复功能，小儿脑瘫的康复应做到早诊断、早治疗，才能达到较好的康复效果。目前主要针对患儿的运动障碍采取综合治疗。在整体康复中，中国传统康复疗法有着举足轻重的作用。脑瘫的康复是一个长期复杂的过程，需要在中西医结合的理论指导下，医师、治疗师、护士和家长共同努力完成。

脑瘫传统康复治疗的目的主要在于减轻功能障碍，提高生活质量。大多以针灸、推拿为主要手段。针灸可以有效改善脑血流速度，促进脑组织的血液供应，从而进一步改善中枢神经功能，促进康复。有效的推拿方法对于运动和姿势异常而引发的继发性损害如关节挛缩等有良好的预防和康复治疗作用。

三、康复治疗方法

(一)针灸治疗

以疏通经络、行气活血、益智开窍为原则。《素问・痿论》提出“治痿独取阳明”的治法，常选取手足阳明经腧穴进行针刺，辅以头部腧穴。一般选择毫针刺法、灸法、头皮针法等。

1.毫针刺法

主穴：四神聪、百会、夹脊、三阴交、肾俞。

配穴：肝肾不足加太溪、关元、阴陵泉、太冲；瘀血阻络加风池、风府、血海、膈俞；脾虚气弱加脾俞、气海；上肢瘫痪加肩髃、肩髎、肩贞、曲池、手三里、合谷、外关；下肢瘫痪加伏兔、血海、环跳、承山、委中、足三里、阳陵泉、解溪、悬钟、太冲、足临泣；言语不利加廉泉、哑门、通里；足下垂加昆仑、太溪；颈软加天柱、大椎；腰软加腰阳关；斜视加攒竹；流涎加地仓、廉泉；听力障碍加耳门、听宫、听会、翳风。

具体操作：选用 28 号毫针针刺。一般每次选 2～3 个主穴，5～6 个配穴，平补平泻。廉泉向舌根方向刺 0.5～1 寸；哑门向下颌方向刺 0.5～0.8 寸，不可深刺，不可提插。每天或隔天 1 次，留针 15 分钟，15 次为 1 个疗程，停 1 周后，再继续下 1 个疗程。

2.灸法

选取四神聪、百会、夹脊、足三里、三阴交、命门、肾俞，上肢运动障碍配曲池、手三里、合谷、后溪；下肢运动障碍配环跳、足三里、阳陵泉、解溪、悬钟。使用艾条进行雀啄灸，每天 1 次，皮肤红晕为度；或者隔姜灸，每次选用 3～5 个腧穴，每穴灸 3～10 壮，每天或隔天 1 次，10 次为 1 个疗程。

3.头皮针疗法

运动功能障碍取健侧相应部位的运动区；感觉功能障碍取健侧相应部位的感觉区；下肢功能运动和感觉障碍配对侧足运感区；平衡功能障碍配患侧或双侧的平衡区。听力障碍取晕听区；言语功能障碍，配言语 1、2、3 区（具体为：运动性失语选取运动区的下 2/5；命名性失语选取言语2 区；感觉性失语选取言语3 区）。

具体操作：一般用 1 寸毫针，头皮常规消毒，沿头皮水平面呈 30°角斜刺，深度达到帽状腱膜下，再压低针身进针，捻转，平补平泻，3 岁以内患儿不留针，每天 1 次，10 次为 1 个疗程。

(二)推拿治疗

以疏通经络、强健筋骨、醒神开窍为原则。常采用分部操作和对症操作。一般先用点法、按法、揉法、运法、扫散法等，然后被动活动四肢关节。

1.分部操作

分部操作包括上肢功能障碍和下肢功能障碍。

(1)上肢功能障碍：在患儿上肢内侧及外侧施以推法，从肩关节至腕关节，反复 3～5 次；按揉合谷、内关、外关、曲池、小海、肩髃、天宗 5 分钟，拿揉上肢、肩背部 3～5 次，拿揉劳宫、极泉各3～5 次；摇肩、肘及腕关节各 10 次；被动屈伸肘关节及掌指关节各 10 次；捻手指 5～10 次，揉搓肩部及上肢各 3～5 次。

(2)下肢功能障碍：在患儿下肢前内侧和外侧施以推法，自上而下操作 3～5 遍；按揉内外膝眼、足三里、阳陵泉、环跳、委阳、委中、昆仑、太溪、涌泉 10 分钟；拿揉股内收肌群、股后肌群、跟腱各 3 分钟，反复被动屈伸髋关节、膝关节、踝关节 3～5 次；擦涌泉，以透热为度。

2.对症操作

对症操作包括智力障碍、大小便失禁、关节挛缩。

(1)智力障碍：开天门 50～100 次，推坎宫 50～100 次，揉太阳 50～100 次，揉百会、迎香、颊车、下关、人中各 50 次；推摩两侧颞部 50 次，推大椎 50 次；拿风池 5 次，拿五经 5 次；按揉合谷50 次，拿肩井 5 次。

(2)大小便失禁：在患儿腰背部双侧膀胱经、督脉施以推法，反复操作 3～5 遍；擦肾俞、命门、八髎，以透热为度；按揉中脘、气海、关元、中极、足三里、三阴交各 5 分钟；摩腹 5～10 分钟，擦涌泉 50 次。

(3)关节挛缩：取挛缩关节周围的腧穴，点按法操作并结合关节活动。动作由轻到重，切忌粗暴，宜循序渐进。患肢痉挛者，应由轻到重进行掐按。肌肉萎缩、食欲差及体弱者，可在胸腹部拍打、推揉。上肢屈肌肌张力增高、屈曲者，可轻揉上肢前群肌肉，被动活动上肢，外展外旋肩关节，伸展肘、腕关节，伸展手指，改善肩、肘、腕等关节挛缩；下肢内收肌肌张力增高、伸展者，拿揉、揉搓大腿内侧肌群，减轻肌痉挛，被动活动下肢，外旋外展髋关节，屈曲膝关节，改善髋、膝关节挛缩；足尖走路者，被动背伸踝关节，牵拉挛缩肌腱，缓慢用力，避免诱发踝阵挛。

（三）其他传统康复疗法

一般包括中药疗法、足部按摩疗法等。

1.中药疗法

临床常用内服、外治两种方法。

（1）中药内服：肝肾不足型可选用六味地黄丸加减；瘀血阻络型可选用通窍活血汤加减；脾虚气弱型可选用调元散和菖蒲丸加减。对特殊并发症者则选择针对性的方药治疗。癫痫者可选用紫石汤、定痫丸、紫河车丸加减；斜视者可选用小续命汤、六君子汤合正容汤、养血当归地黄汤加减等；智力低下者可选用调元散、十全大补汤、涤痰汤、小柴胡汤加减等；失语者可选用菖蒲丸、木通汤、肾气丸、羚羊角丸、涤痰汤等。

（2）中药外治：常用的是中药熏洗方法。选择具有通经活血、祛风通络作用的药物组方。目的是促进局部血液循环，提高治疗效果。常选用红花 10 g、钻地风 10 g、香樟木 50 g、苏木 50 g、老紫草 15 g、伸筋草 15 g、千年健 15 g、桂枝15 g、路路通 15 g、乳香 15 g、没药 10 g、宣木瓜 10 g，加入清水煮沸，进行熏洗或用毛巾浸透药液进行局部热敷。注意水温，以防烫伤，对于皮肤知觉较差的患儿尤应注意。

2.足部按摩疗法

在患儿足底均匀涂抹按摩介质，如凡士林等。医者两手握足，两拇指相对于足底，其余四指握足背，两拇指由足跟到足趾进行全足放松，手法轻柔，操作 3～5 次，取肾上腺、大脑、小脑、脑垂体等部位进行重点刺激，以拇指点按 30～40 次，按揉 1 分钟，酸胀或微痛为度。再按上述放松手法操作，结束治疗。每天 1 次，每次持续 20～30 分钟，10 次为 1 个疗程。

四、注意事项

（1）本病病变在脑，多累及四肢，主要表现为中枢性运动障碍及姿势异常，并可能同时伴有智力低下、听力障碍、癫痫、行为异常等症状。一般在新生儿期即可发现,但少数患儿症状不明显,待坐立困难时才发觉,本病严重影响患儿生长发育及生活能力,是儿童致残的主要疾病之一。因此,应引起广大临床医务工作者和家长的高度重视。

(2)由于婴儿的运动系统、神经系统正处于发育阶段,异常姿势运动还没有固化,所以临床上对于小儿脑瘫的治疗,应做到早诊断、早治疗,以达到最好的康复效果。提倡在出生后即进行评估,如存在脑瘫发病高危因素,则立即进行干预治疗;出生后 3～6 个月内确诊,如确诊,综合康复治疗应立即进行。康复治疗最佳时间不要超过 3 岁,其方法包括躯体训练、技能训练、物理治疗、针灸治疗、推拿手法治疗等。

(3)针灸治疗本病有较好的疗效。毫针治疗关键在于选择腧穴和针刺补泻手法,选取腧穴多以阳明经穴和奇穴为主,针刺手法以补法和平补平泻为主;头皮针治疗刺激量不宜太大;灸法注意防止烫伤;痉挛型脑瘫患儿的痉挛侧不宜用电针治疗。

(4)有效的推拿方法对于运动和姿势异常而引发的继发性损害,如关节挛缩等有良好的预防和康复治疗作用。但应掌握手法的灵活运用,操作时手法宜轻柔,力度不宜过大,特别是对挛缩关节的操作,更应注意手法的力度和幅度。

第三节 冠状动脉粥样硬化性心脏病的康复治疗

冠状动脉粥样硬化性心脏病简称冠心病,是指由于冠状动脉功能性改变或器质性病变,引起冠脉血流和心肌需求之间不平衡而导致心肌缺血缺氧、心肌损害的一种心血管疾病。由于心肌供血障碍,心肌缺血,故本病又被称为"缺血性心脏病"。

现代医学认为,本病的病因大多是由于多种因素作用于不同环节而致冠状动脉粥样硬化。其中最重要的易患因素是高脂血症、高血压和吸烟,其次为肥胖、缺乏体力劳动、糖尿病、精神过度紧张等。

本病属中医"心痛""胸痹""厥心痛""真心痛""心悸""怔忡"等病的范畴。其病因多为年老体虚,饮食不当,情志失调,寒邪内侵。主要病机为心气不足、心阳不振,以致寒凝气滞、血瘀和痰浊阻滞心脉,影响气血运行而导致本病。其病位在心，与肝、脾、肾三脏功能失调有关。本病病理变化主要表现为本虚标实，虚实夹杂。本虚主要有心气虚、心阳虚、心阴虚、心血虚，且又可阴损及阳，阳损及阴，而表现为气阴两虚、气血两亏、阴阳两虚，甚至阳微阴竭、心阳外越；标实为气滞、寒凝、痰浊、血瘀，且又可以相互为病，如气滞血瘀、寒凝气滞、痰瘀交阻等。发作期多以标实为主，以血瘀最为突出；缓解期有心、脾、肾气血阴阳之亏虚，以心气虚为主。

一、康复评定

（一）现代康复评定方法

1.病史

冠状动脉粥样硬化的病程较长。

2.症状

由于冠状动脉病变的部位、范围和程度的不同，本病有不同的临床表现。一般可分为5型。

（1）无症状性心肌缺血：无临床症状，但静息、动态时或负荷试验心电图有ST段压低，T波降低、变平或倒置等心肌缺血的客观证据；或心肌灌注不足的核素心肌显像表现。

（2）心绞痛型：表现为发作性胸骨后疼痛，常有压迫、憋闷和紧缩感，可放射至左肩、左上肢内侧、左颈部、上腹部等部位，持续时间一般为数分钟，很少超过30分钟。心绞痛又可分为稳定型和不稳定型两类。稳定型心绞痛，常因劳累、情绪激动、饱食等增加心肌耗氧量的因素诱发，休息或舌下含服硝酸甘油后消失，病情相对稳定。不稳定型心绞痛与心肌耗氧量的增加无明显关系，而与冠状动脉血流储备量减少有关，一般疼痛程度较重，时限较长，并且含服硝酸甘油后不易缓解。

（3）心肌梗死型：为冠状动脉供血急剧减少或中断，导致局部心肌缺血性坏死所致，是冠心病中比较严重的类型。症状表现为持续性胸骨后剧烈疼痛、发热，甚至心律失常、休克、心力衰竭。

（4）缺血性心肌病：为长期心肌缺血导致心肌纤维化所引起。表现为心脏增大，心力衰竭或心律失常。

（5）猝死：突发心脏骤停而死亡，多为心脏局部发生电生理紊乱，传导功能发生障碍引起严重心律失常所致。

3.体征

冠心病心绞痛发作时常见心率增快、血压升高、表情焦虑、皮肤冷或出汗，有时出现第四或第三心音奔马律，可有暂时性心脏收缩期杂音，第二心音可出现逆分裂或出现交替脉。急性心肌梗死发生时患者血压可降低，心率增快，心音可出现异常。缺血性心肌病患者可出现心脏增大。

4.其他检查

临床常用的检查方法有代谢当量评定、心电运动负荷试验、心功能评定分级、6 分钟步行试验等。

(二)传统康复辨证

1.病因病机

中医认为本病为本虚标实之证。本虚应区别阴阳气血亏虚之不同。心气不足可见心胸隐痛而闷，因劳累而发，伴心慌，气短，乏力，舌淡胖嫩，边有齿痕，脉沉细或结代；心阳不振可见胸痛、胸闷气短，四肢厥冷，神倦自汗，脉沉细；心阴亏虚可见隐痛时作时止，缠绵不休，动则多发，伴口干，舌淡红而少苔，脉沉细而数。标实又应区别气滞、痰浊、血瘀、寒凝的不同。气滞可见心胸闷重而痛轻，兼见胸胁胀满，善太息，憋气、苔薄白，脉弦；痰浊可见胸部窒闷而痛，伴唾吐痰涎，苔腻，脉弦滑或弦数；血瘀可见胸部刺痛固定不移，痛有定处，夜间多发，舌紫黯或有瘀斑，脉结代或涩；寒凝可见胸痛如绞，遇寒则发，或得冷加剧，伴畏寒肢冷，舌淡苔白，脉细。

2.四诊辨证

临床一般将本病分为以下 6 型。

(1)心血瘀阻型：可见心胸剧痛、痛处固定不移、入夜痛甚，伴见心悸不宁、舌质紫黯或有瘀点、脉沉涩。

(2)痰浊闭阻型：可见胸闷如窒、痛引肩背、气短喘促、肢体沉重、体胖多痰、舌质淡胖、舌苔浊腻、脉弦滑。

(3)寒凝心脉型：可见胸痛彻背、感寒痛甚、胸闷气短、心悸喘息、不能平卧、面色苍白、四肢厥冷、舌苔薄白、脉沉细紧。

(4)心肾阴虚型：可见胸闷隐痛、心烦不寐、心悸盗汗、腰膝酸软、眩晕、耳鸣、舌红少津，或舌边有紫斑、脉细数或细涩。

(5)气阴两亏型：可见胸闷隐痛、时发时止，心悸短气、倦怠懒言，面色少华、头晕目眩、遇劳即甚、舌质偏红或有齿印、脉细无力或结代。

(6)阳气虚衰型：可见胸闷气短、胸痛彻背、心悸汗出、畏寒肢冷、腰酸乏力、面色苍白、唇甲青紫、舌质淡白或有紫黯、脉沉细或沉微欲绝。

二、康复策略

本病的传统康复疗法主要有中药、推拿、针灸、饮食、运动、心理康复等方法。对冠心病患者进行传统康复治疗，可以使患者恢复到最佳生理、心理、职业状态，防止冠心病或有易患因素的患者动脉粥样硬化的进展，减少冠心病猝死和再梗死的危险，并缓解心绞痛。最终达到延长患者生命，并恢复患者的活动和工作能力的目的。

三、针灸治疗

常用毫针刺法和艾灸进行治疗。

(一)毫针刺法

以疏通经络，活血化瘀，行气止痛为原则。

主穴：膻中、内关、心俞、厥阴俞、鸠尾、巨阙。

配穴：心阴虚加三阴交、神门、太溪；心阳虚加素髎、大椎、关元；心气虚加气海、足三里；心脉痹阻配通里、乳根；痰浊内阻配丰隆、肺俞。

操作：平补平泻手法，每次选用 4～5 穴，交替使用，10 次为 1 个疗程，1 个疗程后休息 3～5 天，再进行下 1 个疗程的治疗。在针刺背部腧穴的同时可注意寻找敏感点进行针刺。

(二)艾灸

对心阳不振、寒凝心脉者可用灸法。取血海、膈俞、曲池，每次每穴 5～10 壮，每天 1 次。

第四节　高血压的康复治疗

高血压是一种常见病、多发病，是引起心脑血管疾病死亡的主要原因之一。康复治疗可以有效地协助降低血压、减少药物使用量及对靶器官的损害、干预高血压危险因素，是高血压治疗的必要组成部分。对于轻症患者可以单纯用康复治疗使血压得到控制。高血压的传统康复治疗能最大限度地降低心血管的发病率，提高患者的活动能力和生活质量。

现代研究尚未明确高血压的发病机制。但可以肯定，外界不良刺激引起的长时间、强烈及反复的精神紧张、焦虑和烦躁等情绪波动，会导致或加重血压升高而发病。高血压早期无明显病理改变，长期高血压会引起动脉粥样硬化的形成和发展。

一、康复评定

(一)现代康复评定方法

血压评定：根据血压值，高血压分为3级(表6-1)。

表6-1 高血压分级

类别	收缩压(mmHg)	舒张压(mmHg)
1级高血压(轻度)	140～159	90～99
2级高血压(中度)	160～179	100～109
3级高血压(重度)	≥180	≥110

(二)传统康复辨证

1.病因病机

本病可参考中医学中眩晕症治疗，常因情志内伤，气郁化火等致肝阳上亢；或肾阴亏虚，肝失所养，以致肝阴不足，阴不制阳，肝阳上亢；或劳倦过度，气血衰少，气血两虚，清阳不展，脑失所养而发。本病病位在清窍，与肝、脾、肾三脏关系密切，以虚者居多。

2.四诊辨证

(1)辨脏腑：本病位虽在清窍，但与肝、脾、肾三脏功能失常关系密切。肝阴不足，肝郁化火，均可导致肝阳上亢，兼见头胀痛，面潮红等症状。脾虚气血生化乏源，兼有纳呆，乏力，面色㿠白等；脾失健运，痰湿中阻，兼见纳呆，呕恶，头重，耳鸣等；肾精不足者，多兼腰酸腿软，耳鸣如蝉等。

(2)辨虚实：本病以虚证居多，夹痰夹火亦兼有之；一般新病多实，久病多虚；体壮者多实，体弱者多虚；呕恶、面赤、头胀痛者多实，体倦乏力、耳鸣如蝉者多虚；发作期多实，缓解期多虚。病久常虚中夹实，虚实夹杂。

(3)辨体质：面白而肥多为气虚多痰，面黑而瘦多为血虚有火。

(4)辨标本：本病以肝肾阴虚、气血不足为本，风、火、痰、瘀为标。其中阴虚多见咽干口燥，五心烦热，潮热盗汗，舌红少苔，脉弦细数；气血不足则见神疲倦怠，面色不华，爪甲不荣，食欲缺乏食少，舌淡嫩，脉细弱。标实又有风性主动，火性上炎，痰性黏滞，瘀性留著之不同，要注意辨别。

二、康复治疗

(一)康复策略

高血压的康复治疗应在患者病情减轻，血压控制稳定时进行。高血压的传统康复主要有中药疗法、针灸疗法、传统运动疗法等。通过传统康复治疗可以降低血压，控制疾病发展，改善患者心血管系统功能，减少并发症，提高患者日常生活质量。

针对高血压阴阳失调、本虚标实的基本病理，高血压的康复当以调和阴阳、扶助正气为原则，综合运用多种传统康复治疗方法。

(二)治疗方法

1.中药疗法

针对本病阴阳失调、本虚标实的主要病因病机，中药治疗当以调和阴阳、扶助正气为原则，采用综合方法，以达到身心康复的目的。阴虚阳亢者治宜滋阴潜阳，方用镇肝熄风汤加减；肝肾阴虚者治宜滋补肝肾，方用杞菊地黄汤加减；阴阳两虚者治宜调补阴阳，方用二仙汤加减。

2.针灸疗法

(1)毫针刺法：以风池、百会、曲池、内关、合谷、足三里、阳陵泉、三阴交为主穴。肝阳偏亢者可加行间、侠溪、太冲；肝肾阴亏者可加肝俞、肾俞；痰盛者可加丰隆、中脘、解溪。每天或隔天1次，7次为1个疗程。

(2)耳针法：取皮质下、降压沟、脑点、内分泌、交感、神门、心、肝、肾等，每天或隔天1次，每次选1～2穴，留针30分钟。亦可用埋针法，或用王不留行籽外贴。

(3)皮肤针法：部位以后颈部及腰骶部的脊椎两侧为主，结合乳突区和前臂掌面正中线，轻刺激，先从腰骶部脊椎两侧自上而下，先内后外，再叩刺后颈部、乳突区及前臂掌面正中线。每天或隔天1次，每次15分钟。

(4)穴位注射法：取足三里、内关，或三阴交、合谷，或太冲、曲池。三组腧穴交替使用，每穴注射0.25%盐酸普鲁卡因1 mL，每天1次，或取瘈脉穴，注射维生素 B_{12} 1 mL，每天1次，7次为1个疗程。

3.推拿疗法

一般以自我推拿为主，常用方法如揉攒竹、擦鼻、鸣天鼓、手梳头、揉太阳、抹额、按揉脑后、推桥弓、搓手浴面、揉腰眼、擦涌泉等，并辅以拳掌拍打。

4.传统体育疗法

传统体育是高血压康复的有效手段，既可起到一定的降压效果，又能调整机体对运动的反应性，从而促使患者康复。

(1)太极拳：太极拳动作柔和、姿势放松、意念集中，强调动作的均衡和协调性，有利于高血压患者放松和降压。一般可选择简化太极拳，不宜过分强调高难度和高强度。

(2)气功：气功的调心、调息和调神有辅助减压的效果，能稳定血压、心率及呼吸频率，调节神经系统。一般以静功为主，辅以动功。初始阶段可取卧式、坐式，然后过渡到立式、行式，每次30分钟，每天1～2次。

5.其他疗法

(1)音乐疗法：聆听松弛镇静性乐曲，如《二泉映月》《渔舟唱晚》等以移情易性，保持心情舒畅，精神愉快，消除影响血压波动的有关因素。

(2)饮食康复：饮食需定时定量，不可过饥过饱，不暴饮暴食。肥胖与钠摄入量高均与高血压有明显关系，因此日常宜采用低脂、低热量、低盐饮食，尤其应重视低盐饮食。一般摄盐应控制在每天6 g以下，病情较重者应限制在每天2 g以下。在限盐的同时，适当增加钾的摄入量(蔬菜水果中含量较丰富)。然而，也不必过分拘泥而长期素食，以防止顾此失彼，造成营养不良或降低人体抵抗力而罹患其他疾病。

三、注意事项

(1)急进性高血压，重症高血压或高血压危象，病情不稳定的3期高血压患者不宜传统康复治疗。

(2)伴随其他严重并发症，如严重心律失常、心动过速、脑血管痉挛、心力衰竭、不稳定型心绞痛等不宜传统康复治疗。

(3)出现明显降压药不良反应而未能控制、运动中血压过度增高[收缩压＞29.3 kPa(220 mmHg)或舒张压＞14.7 kPa(110 mmHg)]不宜传统康复治疗。

(4)继发性高血压一般应针对其原发疾病进行治疗。

第五节　慢性阻塞性肺疾病的康复治疗

慢性阻塞性肺疾病(COPD)是一种具有气流受限特征的肺部病证，气流受限不完全可逆，并呈进行性发作，与肺部对有刺激气体或有刺激颗粒的异常炎症反应有关。COPD与慢性支气管炎和肺气肿密切相关。当慢性支气管炎、肺气肿患者肺功能检查出现气流受限、并且不完全可逆时，即属COPD。如患者只有“慢性支气管炎”或(和)“肺气肿”，而无气流受限，则不能诊断为COPD，可将具有咳嗽、咳痰症状的慢性支气管炎视为COPD的高危期。

COPD属中医“哮证”“喘证”“肺胀”等疾病范畴，认为本病多因内伤久咳、支饮、哮喘、肺痨等慢性肺系统疾病，迁延失治，痰浊潴留，气滞肺间，日久导致肺虚，复感外邪诱使病情发作加剧。

一、康复评定

(一)现代康复评定方法

1.病史

COPD起病缓慢，病程较长。

2.症状

主要有慢性咳嗽、咳痰、喘息、胸闷、气短或呼吸困难等。同时，出现运动耐力下降，活动的范围、种类和强度减少甚至不能活动。

3.体征

本病早期体征不明显，随着病情的进展可出现桶状胸、呼吸变浅、频率加快、辅助呼吸肌活动增强。重症患者可出现呼吸困难或发绀。叩诊肺部过清音，心浊音界缩小，肺下界和肝浊音界下降。听诊两肺呼吸音减弱，呼气延长，平静呼吸时可闻及干啰音，肺底和其他部位可闻及湿啰音。

4.X线检查

肺容积增大，膈肌位置下移，双肺透亮度增加，肋间隙增宽，肋骨走行扁平，心影呈垂直狭长。

5.呼吸功能徒手评定分级

大多数COPD患者都不同程度存在呼吸困难，通过让患者做一些简单的动作或短距离行走，根据患者出现气短的程度可初步评定其呼吸功能。徒手评定一般分为0～5级(表6-2)。

表6-2　呼吸功能的徒手评定分级方法

分级	表现
0级	虽然不同程度的阻塞性肺气肿，但活动时无气短，活动能力正常，疾病对日常生活无明显影响
1级	一般活动时出现气短
2级	平地步行无气短，速度较快或登楼、上坡时，同龄健康人不觉气短而自己有气短

续表

分级	表现
3 级	慢走 100 m 以内即有气短
4 级	讲话或穿衣等轻微活动时即有气短
5 级	安静时出现气短，不能平卧

6.肺功能测试

(1)用力肺活量(FVC)：指深吸气至肺总量位，然后用力快速呼气直至残气位时的肺活量。

(2)第 1 秒用力呼气量(FEV_1)：为尽力吸气后尽最大努力快速呼气，第 1 秒所能呼出的气体容量。

临床评价通气功能障碍的两项主要指标为：FEV_1 占预计值的百分比(即 $FEV_1\%$)和 FEV_1 占 FVC 的百分比(即 FEV_1/FVC)。通过这两项指标来评价气流的阻塞程度，用于 COPD 肺功能的分级(表 6-3)。

表 6-3　肺功能的分级标准

分级	$FEV_1\%$	$FEV_1/FVC(\%)$
基本正常	＞80	＞70
轻度减退	80～71	70～61
显著减退	70～51	60～41
严重减退	50～21	≤40
呼吸衰竭	≤20	

7.COPD 的严重程度分级

肺功能康复是慢性阻塞性肺疾病的康复的主要内容，根据慢性阻塞性肺疾病全球倡议，将本病的严重程度分为 5 级(表 6-4)。

表 6-4　COPD 严重程度分级

级别	分级标准
0 级(危险期)	有慢性咳嗽、咳痰症状；肺功能正常
Ⅰ(轻度)	伴或不伴慢性咳嗽、咳痰症状；$FEV_1/FVC<70\%$，$FEV_1\geq80\%$预计值
Ⅱ(中度)	伴或不伴慢性咳嗽、咳痰、呼吸困难症状；$FEV_1/FVC<70\%$，$30\%\leq FEV_1<80\%$预计值
Ⅲ(重度)	伴或不伴慢性咳嗽、咳痰、呼吸困难症状；$FEV_1/FVC<70\%$，$30\%\leq FEV_1<850\%$预计值
Ⅳ(极重度)	伴慢性呼吸衰竭；$FEV_1/FVC<70\%$，$FEV_1<30\%$预计值

8.COPD 病程分期

(1)急性加重期:在疾病过程中,短期内咳嗽、咳痰、气短或喘息加重、痰量增多,呈脓性或黏液脓性,可伴发热等症状。(2)稳定期:患者咳嗽、咳痰、气短等症状稳定或症状轻微。

9.活动能力评定

(1)活动平板试验或功率车运动试验:通过活动平板或功率车进行运动试验可获得最大吸氧量、最大心率、最大代谢当量(MET)值、运动时间等量化指标来评定患者的运动能力,也可通过活动平板运动试验中患者主观劳累程度分级(Borg 分级)等半定量指标来评定患者的运动能力。

(2)定量行走评定(6 分钟步行试验):适用于不能进行活动平板试验的患者,让患者行走6 分钟,记录其所能行走的最长距离,以判断患者的运动能力及运动中发生低氧血症的可能性。

(3)日常生活活动能力评定:可根据需要进行 Barthel 指数、Katz 指数、修订的 Kenny 自理指数和 Pulses 等评定。

(二)传统康复辨证

1.病因病机

本病病位主要在肺、脾、肾及心,病变首先在肺,继而影响脾、肾,后期则病及于心。因肺主气、司呼吸,开窍于鼻,外合皮毛,故外邪从口鼻、皮毛入侵,多首先犯肺,以致肺之宣降功能不利,气逆于上而为咳,升降失常而为喘。久则肺虚,而致主气功能失常,影响呼吸出入,肺气壅滞,导致肺气胀满,张缩无力,不能敛降。若肺病及脾,子盗母气,脾失健运,则可导致肺脾两虚。肺为气之主,肾为气之根,若久病肺虚及肾,肺不主气,肾不纳气,可致咳喘日益加重,吸气尤为困难,呼吸短促难续,动则尤甚。肺与心同居胸中,经脉相通,肺气辅佐心脏治理,调节血脉的运行,心阳根于命门真火,故肺虚治节失职,或肾虚命门火衰,均可病及于心,使心气无力、心阳衰竭,甚则可以出现喘脱等危候。

2.四诊辨证

(1)稳定期分为肺虚、脾虚、肾虚 3 型进行康复评定。①肺虚型:偏气虚者易患感冒,自汗怕风,气短声低,或兼见轻度咳喘,痰白清稀;偏阴虚者,多见呛咳,痰少质黏,咽干口燥。②脾虚型:偏气虚者常常痰多,倦怠,气短,食少便溏;伴阳虚者,则可见形寒肢冷,泛吐清水等症状。③肾虚型:平素常短气息促,动则尤甚,吸气不利,腰膝酸软。

(2)急性加重期一般分为以下 2 型行康复评定。①外寒内饮型:咳逆喘满不得卧,气短气急,咳痰白稀、呈泡沫状,胸部膨满;或恶风寒,发热,口干不欲饮,周身酸楚，面色青黯，舌体胖大，舌质黯淡、舌苔白滑，脉浮紧或浮弦滑。②痰热郁肺型：咳逆喘息气粗，胸满烦躁，目睛胀突，痰黄或白、黏稠难咳；或发热微恶寒，溲黄便干，口渴欲饮，舌质红黯、苔黄或白黄厚腻，脉弦滑数或兼浮象。

二、康复策略

COPD目前尚无有特效的治疗方法。其病程可长达数十年，在缓解期因症状轻微常被患者忽视，若出现并发症，如肺心病、肺性脑病、呼吸衰竭等往往预后不良。因此在缓解期进行康复治疗是非常必要的。

COPD急性加重期病情严重者应住院治疗，采取控制性氧疗、抗感染、舒张支气管、纠正呼吸衰竭等多种方法对症治疗，不宜进行康复治疗。COPD患者的传统康复治疗应在稳定期进行。由于稳定期患者气流受限的基本特点仍持续存在，如果不做有效治疗，其病变长期作用的结果必然会导致肺功能的进行性恶化。因此，应重视COPD患者稳定期的传统康复治疗，采取综合性康复治疗措施，以减轻症状，减缓或阻止肺功能进行性降低为目标。

COPD的传统康复治疗主要有针灸、推拿、中药疗法、食疗、运动疗法、情志康复等具有中医特色的治疗手段和方法。通过全面的传统康复治疗措施，可明显改善患者症状，增加呼吸运动效率，提高生活自理能力，减少住院次数，从而延长患者寿命，提高其生活质量。

三、康复治疗

（一）中药疗法

1.内服法

（1）肺脾两虚者可见喘促短气，乏力，咳痰稀薄，自汗畏风，面色苍白，舌淡脉细弱，或见口干，盗汗，舌红苔少，脉细数，或兼食少便溏，食后腹胀不舒，肌肉消瘦，舌淡脉细。治以健脾益气，培土生金，方取补中益气汤加减。

（2）肺肾两虚者可见胸满气短，语声低怯，动则气喘，或见面色晦暗，或见面目水肿，舌淡苔白，脉沉弱。治以补肺益肾，止咳平喘，方取人参蛤蚧散加减。

（3）肺肾阴虚者可见咳嗽痰少，胸满烦躁，手足心热，动则气促，口干喜饮，舌红苔少，脉沉细。治以养阴清肺，方取百合固金汤加减。

（4）脾肾阳虚者可见胸闷气憋，呼多吸少，动则气喘，四肢不温，畏寒神怯，小便清长，舌淡胖，脉微细。治以补脾益肾，温阳纳气，方取金匮肾气丸加减。

2.外治法

白芥子、延胡索各20 g，甘遂、细辛各10 g，麝香0.6 g，共为细末，用姜汁调和，在夏季三伏天时，每伏第一天外敷于肺俞、膏肓、颈百劳等腧穴，4 小时后除去，共分三次敷完。每年 1 个疗程。

3.药膳

药膳可以提高本病康复治疗效果，现介绍几种常用药膳。

(1)紫苏粥：紫苏叶 10 g、粳米 50 g、生姜 3 片，大枣 5 枚。具有祛风散寒，理气宽中的作用。

(2)枇杷饮：枇杷叶 10 g、鲜芦根 10 g。具有祛风清热，止咳化痰的作用。

(3)鲫鱼汤：鲫鱼 200 g 以上 1 条，肉豆蔻 3～5 g。具有健脾益肺的作用。

(4)梨子汤：梨子 200 g，川贝 10 g。具有养阴润肺化痰的作用。

(5)薏苡杏仁粥：薏米 50 g、杏仁(去皮尖)10 g。具有健脾祛湿，化痰止咳的作用。

(6)人参蛤蚧粥：蛤蚧粉 2 g、人参 3 g、糯米 75 g。具有补肺益肾，纳气定喘的作用。

(7)虫草全鸭汤：冬虫夏草 10 g、老雄鸭肉 300 g、黄酒 15 g、生姜 5 g、葱白 10 g、胡椒粉 3 g、食盐 3 g。具有补肺益肾，平喘止咳的作用。

(8)紫河车汤：紫河车 1 个，生姜 3～5 片。具有补肺疗虚的作用。

(二)针灸治疗

以毫针刺法、灸法为主，以疏通经络、宣肺止咳为原则。

1.毫针刺法

主穴：肺俞、脾俞、肾俞、膏肓、气海、足三里、太渊、太溪、命门。

配穴：合谷、天突、曲池、列缺。

操作方法：每次选 3～5 穴，常规方法针刺，用补法，隔天 1 次。

2.灸法

主穴：大椎、风门、肺俞、肾俞、膻中、气海。

操作方法：用麦粒灸，每穴每次灸 3～5 壮，10 天灸 1 次，3 次为 1 个疗程。

(三)推拿治疗

以疏通经络、宣肺止咳为原则，分部选择腧穴进行推拿治疗。

1.按天突

适用于阵咳不止或喉中痰鸣不易咳出，或气短不能平卧者。用拇指按压天突穴。注意拇指要从天突穴向胸骨柄内面按压，以有酸胀感为宜。按压 10 次。

2.叩定喘

适用于剧咳不出、气喘明显者。在该部用指尖叩击，症状常可缓解。

3.叩丰隆

功能为化痰止咳。手握拳状,以指间关节背侧叩击该穴。

4.叩足三里

功能调理脾胃,手法同叩丰隆。

5.宽胸按摩

常用于呼吸烦闷不畅时。①抹胸:两手交替由一侧肩部由上而下呈斜线抹至对侧肋下角部,左右各10次;②拍肺:两手自两侧肺尖部开始沿胸廓自上而下拍打,两侧各重复10次;③捶背:两手握空拳,置于后背部,嘱患者配合呼吸,呼气时由内向外捶打,同时背稍前屈;吸气时由外向内拍打,同时挺胸,重复10次;④摩膻中:用掌根按于膻中穴,做顺、逆时针方向按摩各36次。

(四)传统运动疗法

常用的传统运动疗法如八段锦、易筋经、少林内功、五禽戏等。

四、注意事项

(一)饮食调理

饮食做到"三高四低","三高"即高蛋白、高维生素、高纤维素,故宜多食用瘦肉、豆制品、鱼类、乳类等含蛋白量较高食品,以及蔬菜、水果、菌类、粗粮等含维生素、纤维素较多的食物,经常食用有助于增加营养,改善体质,通畅大便,排出毒素。"四低"即饮食中应注意低胆固醇、低脂肪、低糖、低盐。

(二)调节情绪

对患者及时有效地运用语言疏导法,有助于患者病情的康复和生活质量的提高。首先要改善患者对本病的消极态度,协助其解脱因呼吸困难而产生的焦虑,又因焦虑而产生呼吸困难的恶性循环。其次,应鼓励患者参加适当的活动,改善其躯体功能。另外,要及时发现患者潜在的身体和心理方面的异常变化,防止患者因极度痛苦而感到绝望,甚至产生自杀行为。医护人员及家属要多与患者交流,以满足患者对关怀的需求,消除抑郁、孤独的情绪。

(三)吸氧

绝大多数患者有低氧血症,尤其夜间容易发生缺氧,吸氧可以使患者运动能力提高,也可以防止肺动脉高压的发展及肺心病的发生。

(四)慎起居

平时要注意防寒保暖、忌烟酒、远房事、调情志、加强体育锻炼,增强体质,提高机体免疫力。

参考文献

[1] 王一东.中医内科临床实践[M].武汉:湖北科学技术出版社,2018.

[2] 李洁.中医内科临床治疗学[M].长春:吉林科学技术出版社,2019.

[3] 史纪增.临床中医诊治精要[M].长春:吉林科学技术出版社,2020.

[4] 向薇.临床常见病症中医诊治经验集萃[M].长春:吉林科学技术出版社,2019.

[5] 苏振州,孟文高,李继龙.中医内科临床诊疗[M].南昌:江西科学技术出版社,2018.

[6] 严兴茂.中医内科临床诊疗学[M].哈尔滨:黑龙江科学技术出版社,2019.

[7] 刘善军.实用中医内科基础与临床[M].北京:科学技术文献出版社,2020.

[8] 郭银雪.肾脏病中医诊治与调养[M].北京:科学技术文献出版社,2019.

[9] 李玉实.中医疾病诊治思路与辨证[M].天津:天津科学技术出版社,2020.

[10] 张瑞海.临床中医内科疾病诊断与治疗[M].天津:天津科学技术出版社,2018.

[11] 邹丽妍.中医内科临床实践[M].长春:吉林科学技术出版社,2020.

[12] 汪东涛.现代中医内科基础与临床[M].上海:上海交通大学出版社,2019.

[13] 杜革术.新编针灸推拿与康复[M].长春:吉林科学技术出版社,2019.

[14] 宋秋云,张莹,赵红科.中医内科临床研究[M].南昌:江西科学技术出版社,2018.

[15] 张广宇.中医内科学[M].济南:山东科学技术出版社,2020.

[16] 步运慧.现代中医内科诊治精要[M].北京:科学技术文献出版社,2020.

[17] 何光.现代针灸推拿技术与临床[M].上海:上海交通大学出版社,2019.

[18] 李辉.中医内科基础与临床[M].北京:科学技术文献出版社,2018.

[19] 刘相静.常见病症中医诊治[M].北京:科学技术文献出版社,2020.
[20] 刘梅珍,刘国雄,何晓风.中西医临床诊治与护理[M].昆明:云南科技出版社,2020.
[21] 李瑞玉.现代疾病中医诊治实践[M].长春:吉林科学技术出版社,2019.
[22] 何天林,黄震,陈宇,等.临床中医内科疾病诊疗实践[M].北京:科学技术文献出版社,2018.
[23] 张克江.常见内科病中医诊治[M].哈尔滨:黑龙江科学技术出版社,2019.
[24] 刘洪超.临床常见疾病的中医诊治[M].沈阳:沈阳出版社,2020.
[25] 黄福忠.中医诊治常见疾病[M].成都:四川科学技术出版社,2021.
[26] 臧志伟.现代针灸与推拿[M].长春:吉林科学技术出版社,2019.
[27] 李桂勇.实用中医理论与诊治[M].北京:科学技术文献出版社,2020.
[28] 张辉.常见病症中医诊治经验集萃[M].北京:科学技术文献出版社,2019.
[29] 林吉品.实用中医临证诊治[M].长春:吉林科学技术出版社,2020.
[30] 周仲瑛.中医临证技巧[M].北京:中国中医药出版社,2021.
[31] 姚新.实用临床疾病中医诊治与康复[M].北京:科学技术文献出版社,2019.
[32] 李玉实.中医疾病诊治思路与辨证[M].天津:天津科学技术出版社,2020.
[33] 孙治安,崔剑平,彭静.中医护理[M].武汉:华中科技大学出版社,2019.
[34] 周建军.中医基础与临床诊治实践[M].南昌:江西科学技术出版社,2020.
[35] 张素秋,孟昕.中医护理实用手册[M].北京:中国医药科技出版社,2019.
[36] 柳红良,董斐."分消上下"法治疗脾胃湿热证理法探讨[J].中华中医药杂志,2021,36(6):3362-3365.
[37] 徐亭亭,何晓霞,裴静愉,等.醒脑开窍法针灸结合现代康复疗法对小儿脑性瘫痪智力、运动功能影响研究[J].中华中医药学刊,2021,39(2):181-184.
[38] 陈小波,蔡郁,周小斌,等.温针灸联合康复训练治疗老年性骨质疏松的效果[J].中国老年学杂志,2021,41(2):305-308.
[39] 李西海.基于筋骨中和初探骨关节炎中医康复的新策略[J].中华中医药杂志,2021,36(3):1493-1495.
[40] 赵洋洋,李彬."体用-阴阳"方法论及其在中医理论中的应用[J].医学与哲学,2021,42(9):37-41.